保育者版

キレイ・ゲンキのヒミツがわかる からだメンテ大事典

監修

産婦人科医師・医学博士
対馬ルリ子

PROLOGUE

長く楽しく、健やかに保育を続けていくために

女性が活躍する時代になりました。

女性は、女性ホルモンに守られています。男性に比べて女性に大病が少なく、寿命が長いのは、女性ホルモンのおかげと言われています。でも、月経や妊娠、更年期など女性ホルモンの波に翻弄(ほんろう)されて体調をくずしやすい特性もあります。乳がんや子宮の病気など婦人科系疾患も増えています。

昔(といってもほんの数十年前まで)、女性の一生は、家事と妊娠・出産・育児に終始して、人生の舞台は、ほぼ家庭でした。なぜなら、若いうちに結婚し、たくさん子どもを産み育てなければならなかったのと、社会に出て仕事をするのはほんの数年、学校を出て結婚するまでと限られていたからです。

しかし、現在、そしてこれから、女性も社会を舞台として活躍し続けることが期待されています。教育を受けて資格をとり、専門職として仕事をし、その仕事をずっと続けていくことが当たり前になってきています。なぜなら、少子高齢化し、女性が社会を支えていかなければ、この国が成り立たないようになったからです。

そのため、女性も長く働くだけでなく、キャリアアップしリーダーとなってチームや組織を率いたり、多くの後進を育てていくことも期待されています。

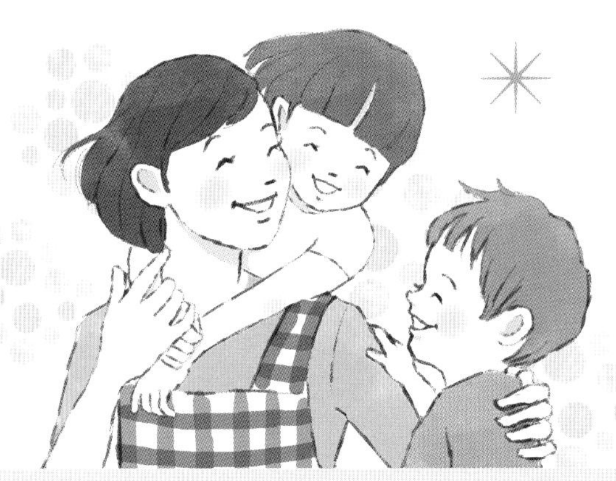

その上、家庭でも出産して子どもを育てていく中心人物として、まだまだ女性への期待のほうが大きいのが現状です。

だからこそ子育てを支え、女性が憧れる職業でもある保育者のみなさんには、まず自分の健康を考え、長く楽しく、健やかに働いていくことを考えていただきたいと思います。

まじめでがんばりやのみなさん。いつも一生懸命、子どものこと、保護者のこと、役割を果たすことを考えているみなさん。まずは自分の内側に目を向けてください。からだと心が、健やかでパワーに満たされていなければ、人のために働けませんし、ましてや、自分の出産や子育て、あるいは更年期を元気には乗り切れません。

それには、まずは女性ホルモンの働きについて知ってください。自分のからだや心について理解が深まると、自分自身と上手につき合えるようになります。そして、子宮がん・乳がん検診、甲状腺やリウマチ、膠原（こうげん）病を含む内科検診など、女性検診（女性の健康特性を考慮して組み立てられた検診）を受け、毎日のヘルスケアのスキルを上げ、自信がもてる自分でいましょう。男性保育者の方々も同僚やパートナーの心やからだの特性がわかっていると、お互いにかばい合い助け合って働きやすいですよね。

いつも明るいオーラが輝くあなたには、必ず幸せな人生が待ち受けています。自分が主役の人生を、どうぞ楽しんでください。

対馬ルリ子

CONTENTS

第6章

こんなとき、本書を開いてください

この本は、保育者のみなさんがかかえる「からだの悩み」「心の悩み」を
軽くするための“健康トラブル解決 BOOK”です。
「こんなことで困った」というとき、以下の章を参照して適切なケアをおこない、
明日からまた、保育の場でもプライベートでもいきいき活動するためにお役立てください。

子どもと一緒に走りまわって、毎日クタクタ。
からだの疲れを持ち越さないためには
何をしたらいいでしょう?

腰・肩・足・腕など部位別にストレッチなどをすると効果的。保育の合間にできるかんたんな方法を紹介します。アロマケアもおすすめ。
▶ 第3章・P.62 〜 64

生理前になると保育中でも
イライラしたり、生理痛がつらかったり……。
女性特有のリズムと上手につき合う方法は?

まず、月経(生理)のサイクルはもちろん、ライフステージによって女性ホルモンのバランスは変化すると理解することが大切です。リラックスすることで症状を軽くしたり、ホルモンバランスを整えたり、様々なケア法があります。
▶ 第1章・第6章

女性ばかり、小さな職場で、
保護者、同僚に気をつかうことも多いのですが、
心が疲れてしまったら?

心の健康なくして、本当の健康を得ることはできません。考え方を少しだけ変える練習をしたり、アロマでリラックスするのもよい方法です。
▶ 第 4 章

子どもたちと過ごす生活は、
感染症のリスクがいっぱい!
保育者が風邪をひくわけには
いかないのですが……。

子どもと同じく手洗いやうがいを徹底することはもちろん、免疫力を高めて感染症にかかりにくいからだをめざしましょう!
▶ 第 2 章

紫外線を浴びる量は年中たっぷり。
年齢的な肌トラブルも気になります。
“キレイな保育者”でいるためのコツは?!

紫外線対策や毎日のケアはもちろん大切! 子どもとふれ合うお仕事ですから、ナチュラルで安心でき、しっかり効果のあるケア法を紹介します。
▶ 第 5 章

だっこしたり、目線を合わせたり、
子どもと仲よしになれば、なるほど……
負担の大きい腰、肩、手首。
体が悲鳴をあげる前の予防ケアは?

だっこやおんぶ、かがむときにも腰に負担をかけない動作を身につけ、保育の合間にできるリセット体操、タイプ別の体操などでケアして。
▶ 第 2 章・第 3 章

健康の木を育てましょう！

子どもを守るように自分もいたわって

病気を患っていないだけでは“健康”とは言えません。からだと心、さらに社会的にすべてが満たされた状態で、自分らしくいきいきと生活できてはじめて「私は健康です」と胸を張れるのです。

私は健康を一本の木に見立て、「健康の木」と名づけました。ひょろひょろの苗木を、大地に根を張る大木に育てあげるには、せっせと水や肥料を与えなくてはなりません。それらの栄養が健康を支えるいくつもの要素であり、枝葉の一枚一枚なのです。健やかなからだと心を育てるのは、日々の生活習慣の積み重ね。将来の健康は、今の生活習慣にかかっていると言えます。

たくさんの子どもたちに囲まれ、忙しい毎日をおくる保育者のみなさんは、ついつい自分のことがあとまわしになっていませんか？　子どもたちを守り育てるように、自分自身のからだと心をいたわりましょう。

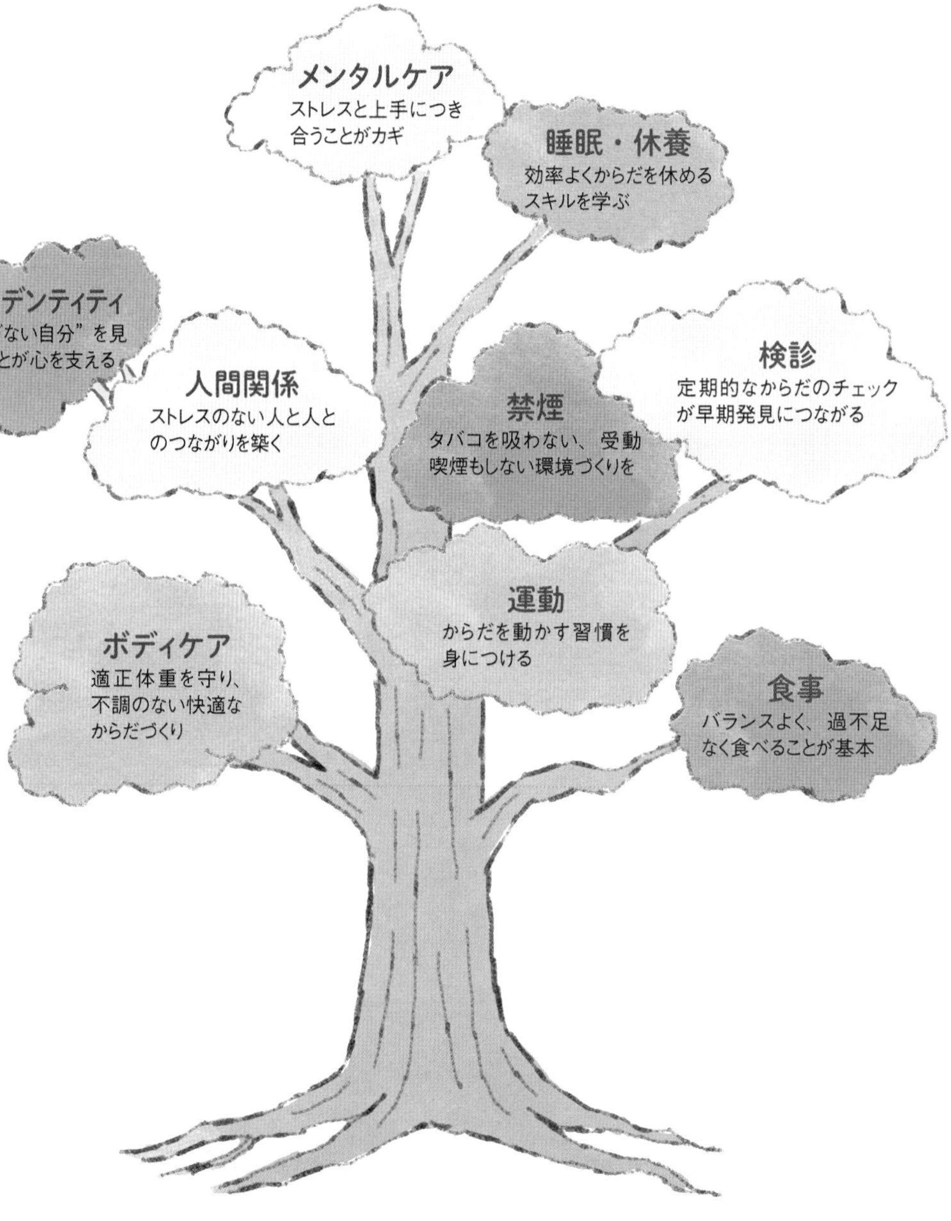

メンタルケア
ストレスと上手につき合うことがカギ

睡眠・休養
効率よくからだを休めるスキルを学ぶ

アイデンティティ
“ゆるがない自分”を見出すことが心を支える

人間関係
ストレスのない人と人とのつながりを築く

禁煙
タバコを吸わない、受動喫煙もしない環境づくりを

検診
定期的なからだのチェックが早期発見につながる

運動
からだを動かす習慣を身につける

ボディケア
適正体重を守り、不調のない快適なからだづくり

食事
バランスよく、過不足なく食べることが基本

第1章

知るとリズムに合わせられる

女性ホルモン、きほんの〝き〟

元気とキレイのカギをにぎる「女性ホルモン」。
男性のからだの中でもつくられていることを知っていますか?
女性ホルモンが、心とからだにどんな影響を与えるのか、
一生の間にどう変化していくのかを知ることが
今日を元気に、将来も健康に過ごすための道しるべになります。

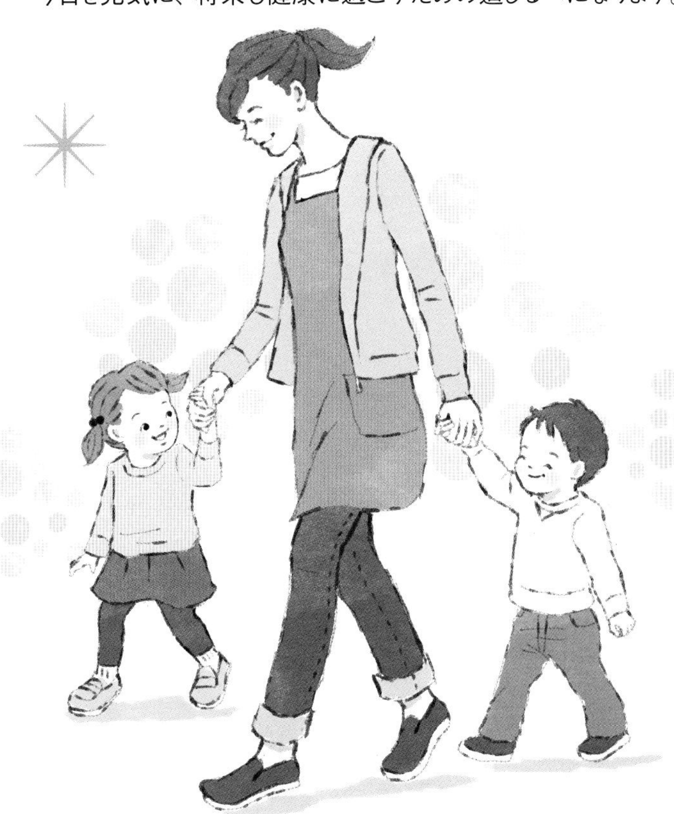

健康のカギを握る「女性ホルモン」そもそも、その働きって何?

女性ホルモンは〝命を守る魔法〟

これから保育者のみなさんに〝健康〟の話をするにあたり、はじめに知っていただきたいことがあります。それは、女性ホルモンが〝健康のカギ〟を握っているということ。現在も、そして将来もずっと健康であるためには、ホルモンバランスの変化と上手につき合うことが重要になります。

ホルモンは、脳からの指令によって分泌される化学物質です。私たちのからだの中には、現在、発見されているだけで100種類以上のホルモンがあり、からだの様々な機能をコントロールしています。中でも女性ホルモンは、〝命を守るホルモン〟と呼ばれるほど重要な役割を担うもの。からだの中でつくられるホルモンはごく微量ですが、その作用はとても強力です。だからこそ、少しでもバランスが乱れると健康に大きな影響をおよぼすのです。

女性のからだはダイナミックに変化

女性ホルモンには、**エストロゲン(卵胞(らんほう)ホルモン)**と**プロゲステロン(黄体(おうたい)ホルモン)**の2種類があります。どちらも卵巣から分泌されますが、その働きは正反対と言えます。

女性ホルモンの基本的な役割は、子宮の状態を〝妊娠お助けモード〟にすること。2つのホルモンがそれぞれの周期で分泌されることにより、妊娠のメカニズムが成り立っています。そんな女性ホルモンは、思春期になると急激に増え、性成熟期にはからだに周期的な変化をもたらし、更年期には急激に減少。月の周期でも、ライフサイクルの中でもダイナミックに変化して、からだと心に影響を与えています。

男性のからだでも女性ホルモンが、女性のからだでも男性ホルモンがつくられています。ただ、男性に多い男性ホルモンは、女性ホルモンのような劇的な変化をしません。男性はこのことを理解していると、例えば女性職員と協力して仕事をするときも、必ずプラスに働きます。

まだまだある!女性ホルモンの働き

*気持ちを落ち着かせ、すっきりした気分にさせる
*骨を丈夫にし、健康を維持する
*血管の弾力を保ち、心臓・血管系の病気を予防する
*女性らしいからだをつくる
*肌のうるおいやハリを保つ
*記憶力アップなど、脳細胞の機能を高める

きほん用語

卵胞(らんほう)…卵子が入っている袋

黄体(おうたい)…排卵のあとで卵胞が変化した黄色いかたまり

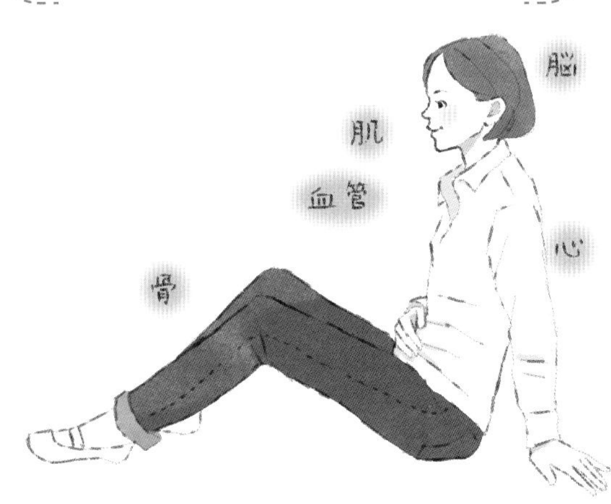

〈 女性ホルモンが健康のカギを握る理由 〉

女性ホルモンの「エストロゲン」「プロゲステロン」が分泌されるまでには、脳からの指令によって様々なホルモンが分泌されます。この絶妙な連係プレーを乱さないことが、健康のカギになります。

ホルモンを分泌する器官とホルモンの種類

生きるために必要な機能を調整
視床下部

性腺刺激ホルモン放出ホルモン（GnRH）

卵胞刺激ホルモン（FSH）と黄体形成ホルモン（LH）の分泌を促す。

重要なホルモンの分泌を促す
脳下垂体

卵胞刺激ホルモン（FSH）

卵胞を育てるように卵巣に指令を出して、“キレイホルモン”のエストロゲンの分泌を促す。

黄体形成ホルモン（LH）

排卵直前は、卵胞を刺激して排出を促し、排卵後は、卵胞を黄体に変化させるよう働く。

プロラクチン（乳汁分泌ホルモン）

乳腺を刺激して母乳を分泌させる。

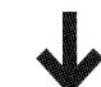

“卵”の貯蔵庫 **卵巣**

エストロゲン（卵胞ホルモン）

卵胞から分泌されて、子宮内膜を厚くするなど、妊娠の準備を整えるほか、脳や血管、胃腸、皮膚などからだ中で働く。

プロゲステロン（黄体ホルモン）

排卵後に黄体から分泌される。子宮内膜をやわらかくし、受精卵が着床しやすい状態をつくる。妊娠しなければ、子宮内膜をはがして月経を起こす。

子宮内膜

卵巣から分泌されたエストロゲンとプロゲステロンは子宮内膜に、そして全身に作用する。

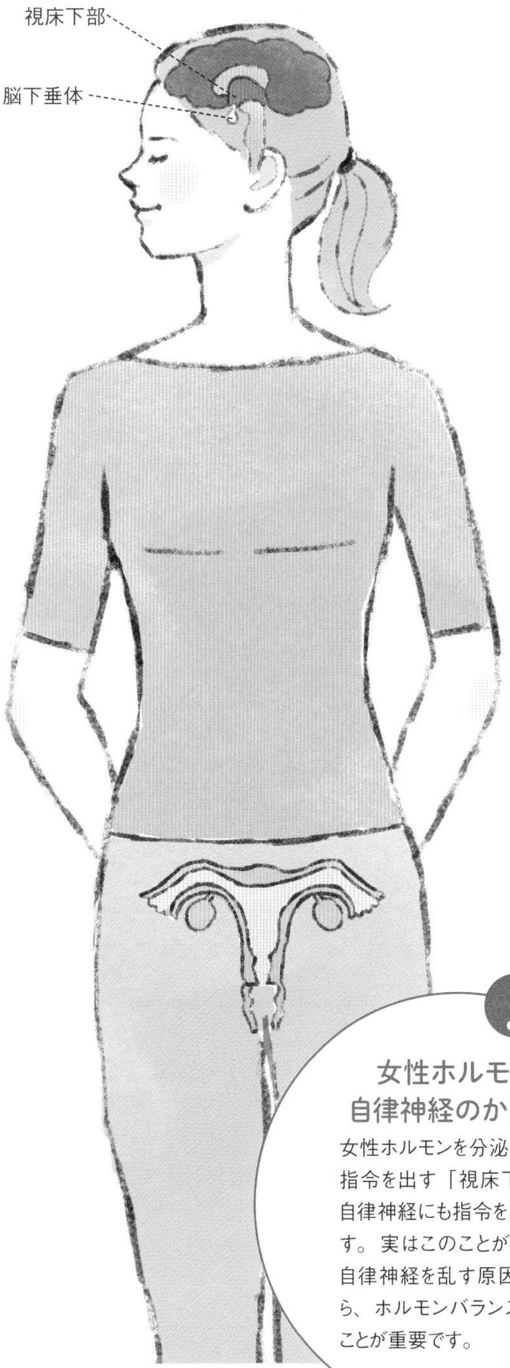

視床下部
脳下垂体

!

女性ホルモンと自律神経のかかわり

女性ホルモンを分泌するように指令を出す「視床下部」は、自律神経にも指令を出しています。実はこのことが、女性の自律神経を乱す原因に！ だから、ホルモンバランスを整えることが重要です。

生理のリズムと女性ホルモンの変化を知れば、日常生活が快適に

〈子宮の仕組み〉

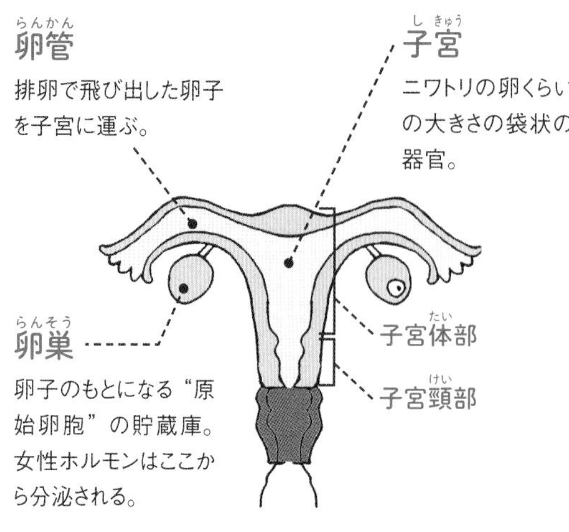

排卵=月経ではありません!

勘違いされている人も多いのですが、成長した卵胞が卵巣から飛び出す“排卵”と、厚くなった子宮内膜がはがれ落ちる“月経”はいつもつながっているとは限りません。排卵日は月経予定日の2週間前です。

女性のからだの中で くり返される排卵と月経

女性のからだは、約1か月サイクルで排卵と月経（生理）をくり返しています。このとき、増えたり減ったりする2つの女性ホルモンによって、女性の心とからだには、様々な変化があらわれます。

月経のサイクルで体調や心の状態がどう変化するかわかっていれば、「この仕事は卵胞期に落ち着いてやろう」といった対処もでき、日常を快適に過ごしやすくなります。

卵胞期

月経の終わりから、次の排卵までの期間。卵巣の中で眠っていた卵胞が成長し、排卵に向かって準備中。この時期は、エストロゲンの分泌量が増えるため、月経サイクルのうちで心とからだがもっとも落ち着いている。肌の調子も良好。

排卵期

成長した卵子が放出され、体温が上昇する時期。脳からの指令で飛び出した卵子を卵管がキャッチ。卵管内で精子と出会って受精すると、1週間かけて子宮へ移動する。着床すると妊娠が成立。受精しない場合、卵子はわずか1日で消えてしまう。

黄体期

排卵から次の月経までの期間。卵子が飛び出したあとの卵胞は、「黄体」という黄色のかたまりに変化。ここからプロゲステロンが分泌され、子宮内膜をやわらかく厚くして、卵子が着床・発育するための準備が進められる。妊娠が成立しないとプロゲステロンの分泌量がガクンと減り、厚くなった子宮内膜がはがれて「月経」が起こる。プロゲステロンが出始める排卵期から、分泌量がもっとも多くなるこの時期にかけ、体調はだんだんと不安定になる。

〈 月経周期・女性ホルモンと体調のかかわり 〉

月経開始日から次の月経の前日までのサイクルを「月経周期」と呼びます。
それぞれの期間における女性ホルモンと体調の変化を見てみましょう。

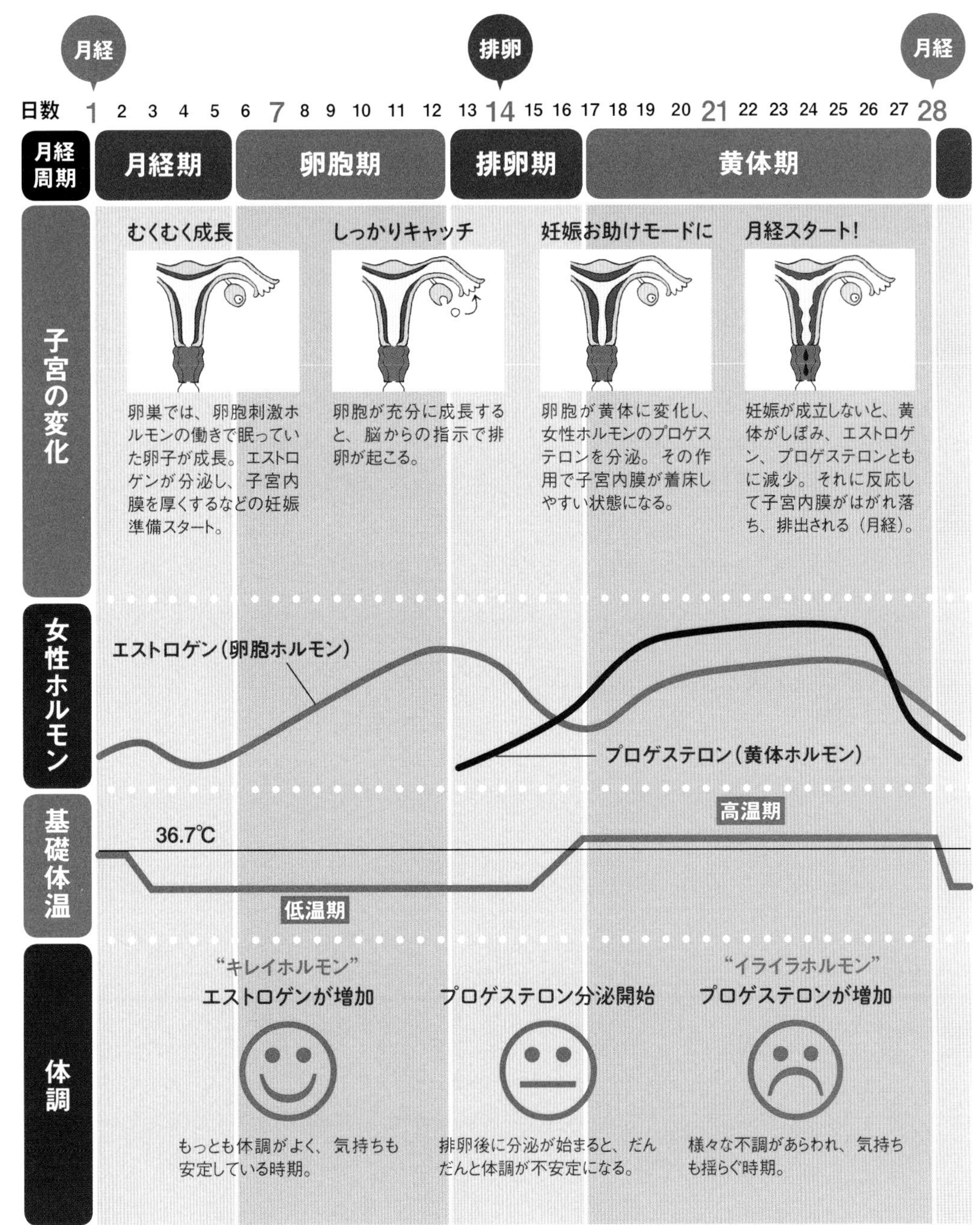

プロゲステロンの分泌量が増えると、心もからだも敏感になり、不調を感じやすくなります。
からだがだるくなったり、「イライラしたり悲しくなったり、気持ちが落ち着かない……」ということも。
この不安定な時期を快適に過ごすコツは第6章で紹介します!

エストロゲンの変化に寄りそって〝しあわせプラン〟を考えよう

20代から30代が女性ホルモンのピーク

女性の心とからだは、生涯を通じて女性ホルモン——主にエストロゲンの影響を受け、どんどん変わっていきます。それは妊娠・出産のために必要な変化と言えます。

エストロゲンをつくる卵胞（原始卵胞）の数は、胎児では約７００万個、生まれたときはそれより減って約２００万個ありますが、**小児期**までは女性ホルモンは出ていません。

思春期になり、初経（初潮）を迎えると、40万個ほどに減った卵胞が目を覚まし、エストロゲンの分泌が始まります。すると、乳房がふくらむなど、女性らしいからだつきに変わります。やがて、卵巣機能が整い、月経周期が安定すると、〝妊娠適齢期〟の**性成熟期**となります。

エストロゲンの分泌が減り始める**プレ更年期**を経て、40歳を過ぎると、

“キレイホルモン”「エストロゲン」の分泌量によって、女性の心とからだは大きく揺らぎます。ライフステージごとの変化を見てみましょう。

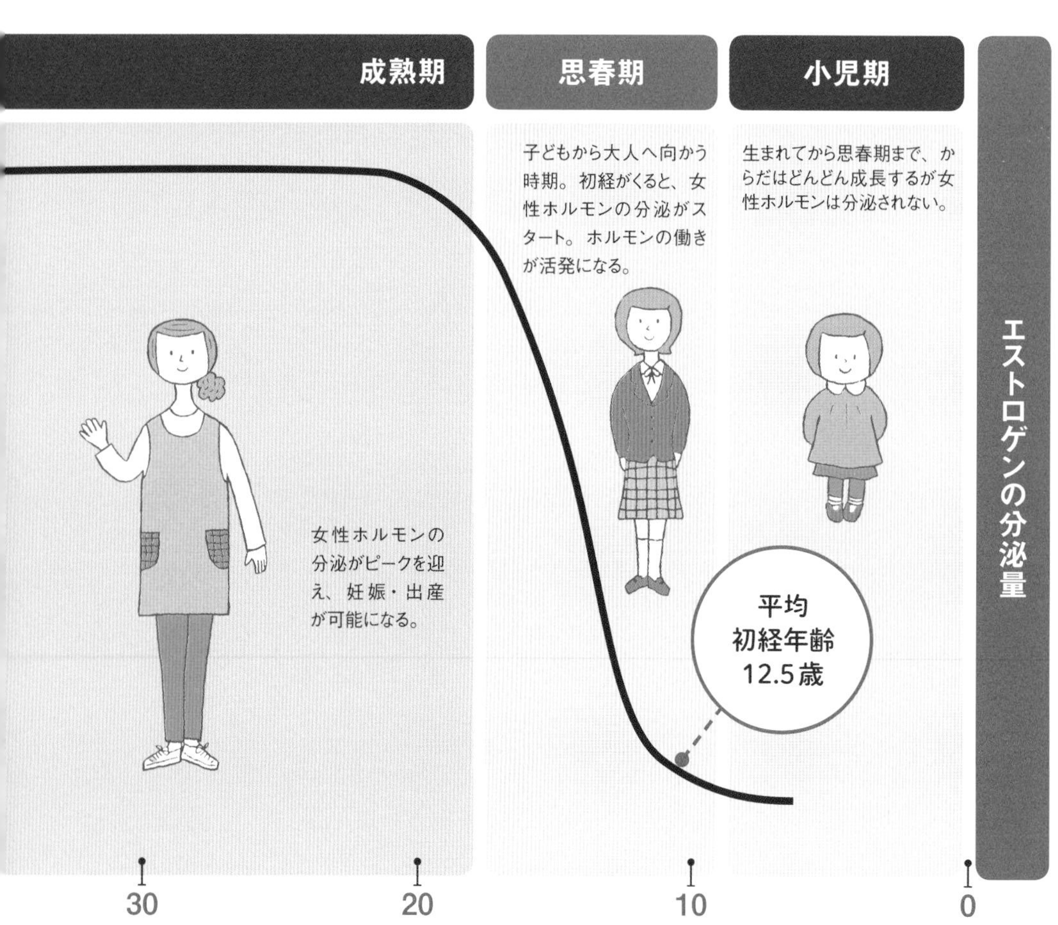

卵胞数は1万個を割るほど減少。その後、女性ホルモンは一気に減り、50歳前後に月経がなくなる「閉経」を迎えます。閉経を挟んだ45～55歳くらいの10年間を**更年期**、更年期以降を**老年期**といいます。

閉経の時期は、昔も今も変わりませんが、生活環境や栄養状態の変化で寿命が延び、老年期が長くなりました。このステージでは、女性のからだを守ってきたエストロゲンの分泌がほぼゼロになるため、様々な病気のリスクが高まって、不調が出やすくなります。

ライフプランの土台は健やかな心とからだ

20代、30代の人は更年期以降は「まだまだ先の話」かもしれませんね。しかし、「自分はどんな人生をおくりたいのか？」を考え、自分の意思で選択する習慣を身につけておけば、結婚や出産もベストタイミングで向き合えるでしょう。そして、ライフプラン実現の土台となるのが〝健康〟です。今の生活習慣の積み重ねが未来の自分をつくります。女性ホルモンの変化に合わせて、心とからだのメンテナンスに努めましょう。

〈女性のライフステージとエストロゲン量の変化〉

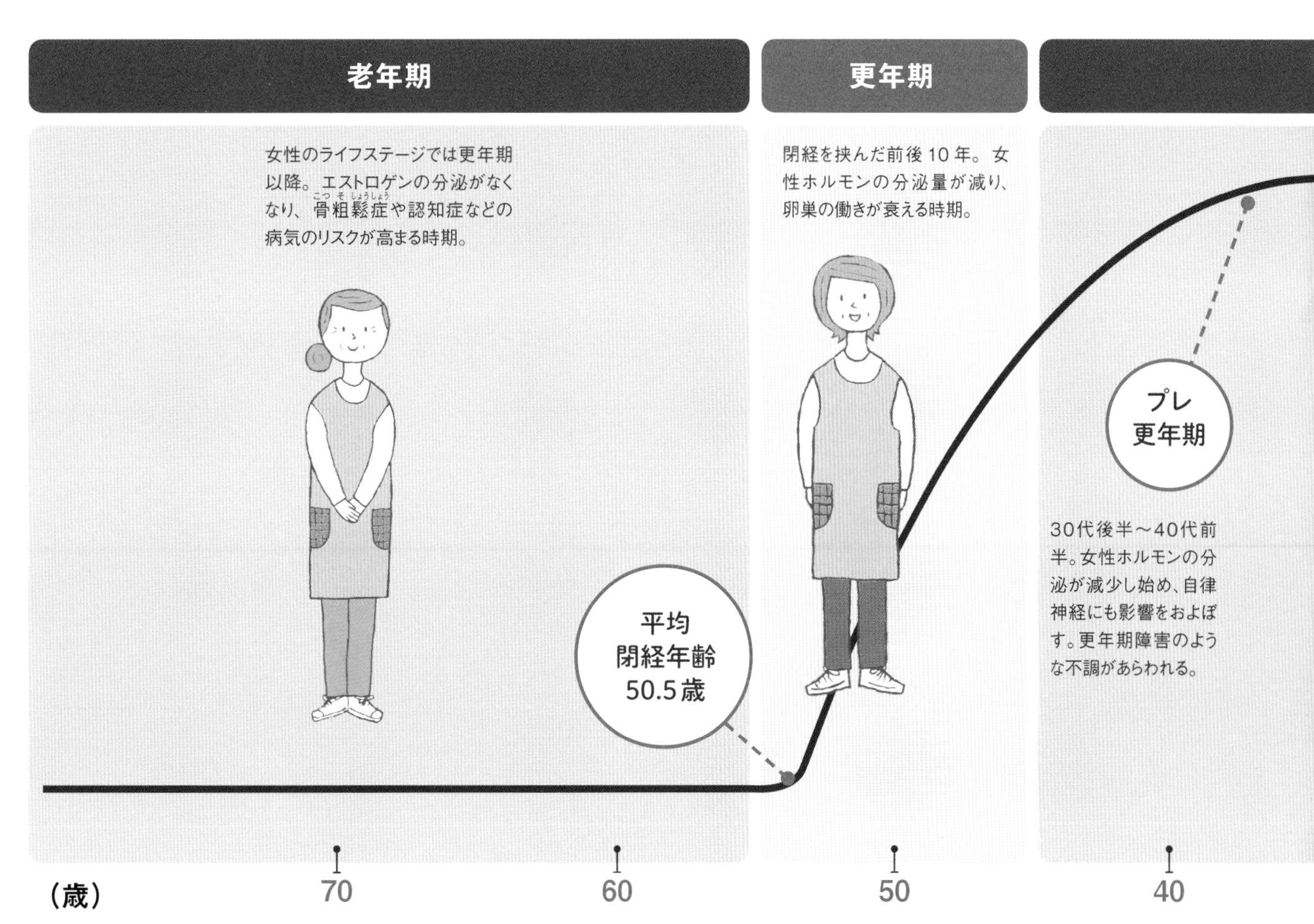

年齢ごとにかかりやすい病気と女性の健康を守る検診のこと

年齢別になりやすい不調や病気を知っておく

女性の健康に影響を与える女性ホルモンは、その状態からライフステージごとに起こりやすい不調や注意すべき病気がわかる指標です。

思春期はホルモンバランスが不安定なため、月経不順や月経痛などが多く見られます。この時期から信頼できる専門医に相談したり、定期的に検診を受ける習慣をつくると、**性成熟期**に増える子宮筋腫や子宮内膜症の早期発見につながります。

また**プレ更年期・更年期・老年期**には、乳がんや子宮だけでなく、女性ホルモンが減少することで、女性特有の疾患のほかにもいろいろな病気の不安が出てきます。少なくともプレ更年期からは、バストと生殖器のみを検査する、いわゆる〝ビキニ検診〟だけでなく、全身の健康診断を受け、病気予防に努めましょう。

〈 女性ホルモンの状態でわかる！ ライフステージ別になりやすい症状と病気 〉

ライフステージ	症状と病気	●おすすめ検診
思春期	子どもから大人のからだへの変化（二次性徴）にともない、月経が始まる。卵巣や子宮が未成熟のため、**月経トラブルが起こりやすい**。	婦人科を受診する習慣をつける。月経不順や月経痛を軽く考えずに、生理の悩みは専門医と一緒に解決することが大切。
性成熟期	ホルモンバランスの影響による月経異常（生理がこない、不順など）、PMS（月経前症候群）に加え、**子宮筋腫**や**子宮内膜症**、**子宮頸がん**などの病気が増える。性感染症にも注意が必要。	女性の病気全般を調べる婦人科で検診を。低用量ピルでホルモンバランスを整えるなど、一人ひとりに合った治療も大切。
更年期	ほてり・発汗・うつ症状などの更年期障害、女性特有のがんでは子宮体がん、卵巣がん、乳がんが増加。閉経を境に血圧や血糖値が上がる、急激に太るなど、**からだの変化や不調があらわれやすくなる**。	
老年期	女性ホルモンがゼロになると、男性に多い病気のリスクも高まる。高血圧・糖尿病・動脈硬化などの**生活習慣病**のほか、泌尿器や生殖器の衰えによる**尿もれ・骨粗鬆症**・関節リウマチ・認知症なども増加。	

プレ更年期からの大切な検診と、女性ホルモンと全身の健康とのかかわりについては、P.109で紹介します。

第2章

痛み・不調が出る前に！

超かんたん予防ケア

【からだメンテナンス　予防編】

「今日は疲れた～」「肩がこるな」といった小さな積み重ねが
痛みや不調を引き起こすことに……。保育のお仕事は健康第一！
職場や自宅でサッとできる“からだメンテナンス法”を紹介します。

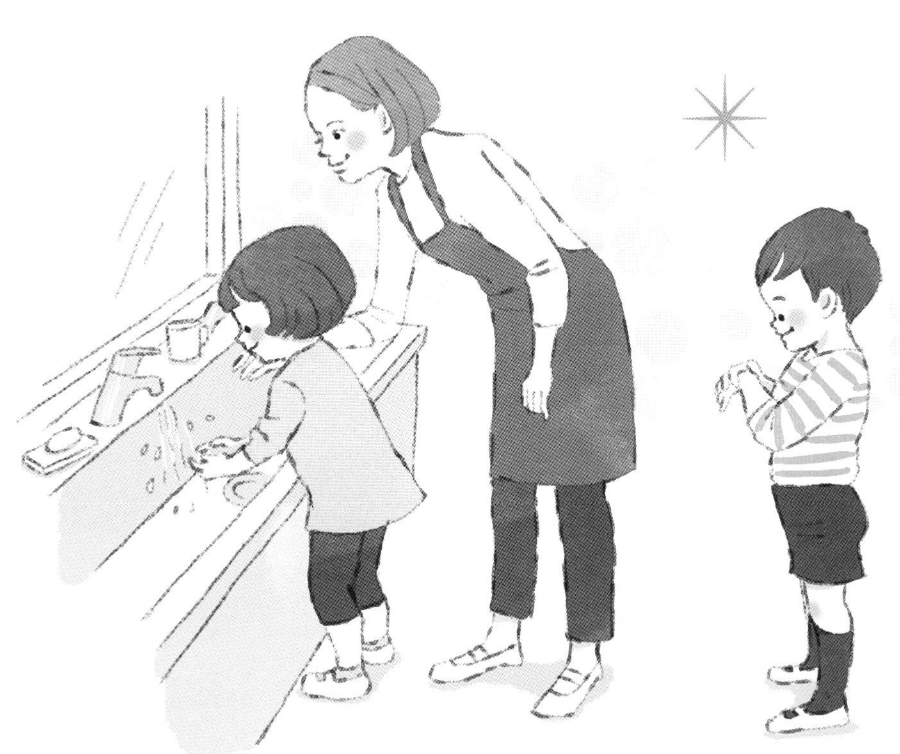

免疫力

子どもたちと過ごす園でいちばんの気がかりは「感染症」です。
保育者自身が感染症にかからないように、
免疫力を高めましょう。

ウイルスと闘う「免疫力」を高め感染症に負けないからだに！

いちばんの感染症対策は免疫力アップ！

保育者のみなさんにとって、子どもがかかりやすい「感染症」はとても身近でやっかいですね。ここでは感染症を防ぐカギ、「免疫力」についておさらいしておきましょう。

免疫とは、からだを守るために備わっているシステムです。例えば、感染症の一つ〝はしか〟のウイルスが体内に侵入すると、「敵（異物）が来た」と感知して、からだの外に追い出そうとします。この闘いで免疫システムがウイルスの撃退法を学ぶため、同じ感染症にかかる心配はほとんどなくなります。これが「はしかに免疫ができた」状態です。

感染症の予防に役立つ〝ワクチン〟は、この仕組みを利用したもの。力を弱めたウイルスや細菌をからだの中にとり入れ、免疫をつくっておきます。万一、病原菌が入ってきても抵抗力が高まっているため、発病しても軽い症状ですむのです。しかし、ウイルスや細菌は、10億種類以上とされ、そのすべてにワクチンがあるわけではありません。また、だいたいの細菌には抗生物質がよく効きますが、ウイルスにはそれに合った抗ウイルス薬でなくては効きません。つまり、感染症は予防がいちばん大切。そのためには、免疫力アップが重要になるのです。

免疫力の状態は生活習慣でわかる！

免疫力も自律神経やホルモン分泌と同じ脳の大脳辺縁系（だいのうへんえんけい）・視床下部（ししょうかぶ）がコントロールしているため、生活習慣が大きく影響します（→P. 11）。保育者は子どもたちの健康を守るためにも、まずは自己管理が必要。はじめに左ページで、病原菌に負けないからだづくりができているか、生活習慣をチェックしてみましょう。

〈子どもがかかりやすい主な感染症 予防接種の種類と対策〉

病名	予防接種の種類
百日ぜき	ジフテリア、破傷風、ポリオと一緒に4種混合ワクチンを定期接種
はしか（麻しん）	混合ワクチンを定期接種
風しん	混合ワクチンを定期接種

病名	予防接種の種類
日本脳炎	定期接種
みずぼうそう（水痘）	定期接種
インフルエンザ	任意接種
おたふくかぜ（流行性耳下腺炎）	任意接種

病名	対策
咽頭結膜熱（いんとうけつまくねつ）（プール熱）	手をよく洗う。手で目をこすったり、顔にふれない。タオルを共有しない。
（O-157などによる）腸管出血性大腸菌感染症	食品を充分に加熱する。手をよく洗う。

＊定期接種は、国や自治体が接種を強くすすめているもの。
任意接種は、接種するかどうかが受ける側に任されている。

《 免疫力がわかる！ 生活習慣チェック 》

今の生活習慣の中で“できていること”をチェックしましょう。
よい習慣を積み重ねることが、免疫力アップにつながります。

生活習慣チェック

1 1日3食、だいたい決まった時間にとっている □
2 おやつの食べすぎに気をつけている □
3 野菜や発酵食品が大好き！ 毎日食べている □
4 健康のため、腹八分目を心がけている □
5 よく噛んで食べるように心がけている □
6 1日6時間以上寝るようにしている □
7 目覚めすっきり！ 疲れをもちこさない □
8 たばこを吸わない（数本ならよいと思う人がいますがダメ） □
9 お風呂タイムは湯船でゆったり □
10 休日は外でアクティブに過ごすことが多い □
11 お酒はほどほどに楽しむ □
12 子どもと一緒によくからだを動かしている □
13 我ながら、よく笑うなと思う □
14 熱中できる趣味や楽しみがある □
15 職場も家庭も円満でストレスが少ないほうだ □

チェック結果

0〜3個 残念ながら免疫力が下がっている可能性あり。感染症予防のためにも生活習慣の見直しをしましょう。

4〜6個 気づかぬうちに免疫力が下がり始めているかもしれません。できることから生活習慣の改善を始めましょう。

7個以上 今のところ問題なし！ さらに免疫力アップをめざし、バランスのよい生活習慣を続けましょう。

「子どもっておもしろい」という気持ちをパワーに変えて！

バランスのよい食事・運動・休養と〝いきいき笑顔〟で免疫力アップ

今日から始めたい免疫力アップ生活！

免疫力を高める基本は3つです。

①バランスのよい食事

給食で栄養バランスのとれた食事をしていると思いますが、家ではどうですか？　免疫力のために意識してとりたいのは、腸内環境を整える発酵食品や食物繊維。腸には免疫細胞の約70％が集まっています。

②運動習慣

適度な運動は、ウイルスや細菌を退治する「ナチュラルキラー（NK）細胞」の働きを活発にしてくれますが、激しい運動は逆効果。毎日子どもたちと一緒によくからだを動かしている保育者には、「リセット体操」がおすすめです（→P.28〜32）。

③充分な休養

睡眠不足は免疫力低下のもと。夜ふかしをせず、朝、太陽からエネルギーをもらう生活がベストです。免疫力と深くかかわる自律神経のバランスが整えられ、質のよい睡眠につながります。

いっぱい笑って めきめき免疫アップ

〝いきいきとした感情の動き〟も免疫力を高めてくれるもの。「笑うと免疫細胞（NK細胞）が活性化する」というデータもあります。自分の好きなこと、熱中できることからもパワーが得られるので、例えば、「子どもっておもしろい」という気持ちをかみしめてみましょう。好きなことを仕事にしたという意識も、しぜんと笑顔をもたらしてくれます。

それでも、ストレスに負けそうなときや、へこんでしまったときは？

具体的なコツや対策は第4章で紹介しますが、まず、大切なのは「今、弱っているな」と自覚して、自分をいたわり、ケアすること。それが免疫力を維持する秘訣といえます。

子どもと一緒に保育者も徹底したい！ 感染症を防ぐための基本ケア

感染症は様々な種類、感染経路がありますが、予防の基本は「手洗い」「うがい」「予防接種」の3つです。

うがい

うがいと手洗いはセットでおこなう習慣をつけ、空気感染や、飛び散った唾液からの飛沫感染を予防しましょう。

1 水を口にふくみ、強めに“ブクブク”していったん吐き出す。

2 もう一度水をふくみ、上向きになって、のどの奥まで届くよう15秒ほど“ガラガラ、ペッ”を2回くり返す。

アロマでマウスウォッシュを手づくり！

市販のうがい薬やマウスウォッシュは刺激が強すぎることもあるので、ふだんは水だけのうがいでOKです。風邪がはやる時期や口内炎の予防には、アロマオイルのティートリーをコップの水に1滴たらすと効果的。また、口臭ケアにはペパーミントかレモンのアロマオイルを1滴入れるのがおすすめ。口が乾燥するときは、ここに植物性グリセリンを少し加えてもいいでしょう。植物性グリセリンはアロマショップや薬局などで扱っています。（→P.62 〜 64）

手洗い

正しい手洗いを徹底することで、手指やさわったおもちゃなどからの接触感染を防ぎます。

1 充分に手をぬらし、石けんをつける。手のひら→手の甲をこすり洗いする。

2 指先・爪の間は手のひらにこすりつけて念入りに。

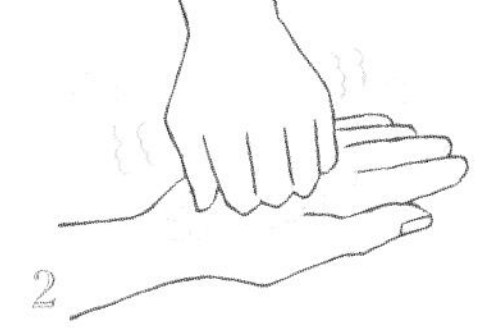

3 両手をこすりあわせるように、指の間を洗う。

4 親指はもう一方の手でつけ根からねじり洗いする。

5 手首までていねいにこすり洗いをし、流水でしっかりすすぐ。清潔なタオルやペーパータオルで水気をふきとる。

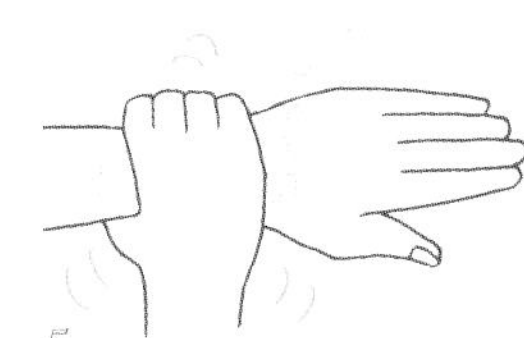

日本は予防接種の後進国!?

世界的にみると、残念ながら日本では予防接種の普及率が高いとは言えません。副作用への慎重な対応などが理由にあげられますが、ワクチンの予防接種を指導する行政の方針がどんどん変わるため、いまや、予防接種をあまり受けずに成長した世代が親となる年齢に達しています。

子どもの間で流行しやすい「はしか」や「風しん」は、妊娠しているときにかかると胎児に影響することがありますから、保育者のみなさんにはワクチン接種をおすすめします。送り迎えの保護者にも注意を呼びかけて。

マスク・手袋は使い捨てを！

マスクは菌の侵入を防ぎ、感染を広げないための必須アイテムですが、着用したマスクには菌がついている可能性が高いので、はずすまでさわらないよう気をつけましょう。

また、子どもの吐しゃ物や排せつ物は、ビニール袋をかぶせて空気感染を予防、かたづけには使い捨て手袋を用いて接触感染を防ぐなど、園でルールを統一します。

からだづかいのコツ

保育者のからだの悩みで多いのは、「腰痛」や「けんしょう炎」。
P.22 ～ 27 では、これらを予防するための
正しい姿勢や動作のコツを紹介します。

腰痛やけんしょう炎を防ぐ キホン姿勢とからだのつかい方

無意識にとる姿勢が腰に負担をかけている?!

みなさんは毎日、どんなからだのつかい方をしているでしょうか？　自分よりずっと背の低い子どもたちと目線を合わせるために腰をかがめたり、子どもを抱きあげたり、重い荷物を運ぶこともよくあります。そのほか、子ども用の机と椅子で連絡帳などを書くこともありませんか？

すると、必然的に負担が多くかかってくるのが「腰」です。実際にお聞きしてみると、**腰痛**は、保育者の「からだの悩み」の中でも、ダントツ1位にあげられます。また、子どもをだっこすることが多い3歳未満児担当の方々には、**けんしょう炎**に悩まされる人も多くいました。

そこで、まず大切なのは、腰や手に負担のかからない「正しい姿勢」と「動作のコツ」を身につけること。日ごろ無意識にとっている姿勢や動作が、からだに余分な負担をかけてしまっていることも多いからです。

からだの〝クセ〟を直しましょう

人にはそれぞれ、からだの〝クセ〟があります。例えば、子どもをだっこしたときに出やすいクセには、大きく分けて、背中が丸まりやすい「ねこ背」タイプと、腰が反りやすい「反り腰」タイプがあります。あなたはどちらかのタイプにあてはまりますか？　左ページでチェックしてみましょう。

だっこしたとき、手首にギュッと力が入ってしまうのもクセの一種と言えます。大切なお子さんをお預かりしている……という緊張感が強い新人保育者は、特に意識して力を抜くことを覚えましょう。

正しい姿勢を心がけるとともに、次のページから紹介するからだづかいや体操を実践すると効果的です。

◆こちらも参照してください。

「ねこ背」「反り腰」タイプの特徴 ▼ P.34
「ねこ背」タイプの人におすすめの体操 ▼ P.35～P.36
「反り腰」タイプの人におすすめの体操 ▼ P.37
股関節（こかんせつ）のストレッチ ▼ P.38～P.39
肩甲骨（けんこうこつ）のストレッチ ▼ P.40～P.43
腕と手首のストレッチ ▼ P.44～P.45

〈 だっこの姿勢をチェックしましょう 〉

正しい姿勢でだっこすれば、腰や手の負担は軽くなります。
また、肩甲骨の位置が安定していれば、腕の力を効果的に使えます。

この意識をもちましょう！

①鎖骨を左右に開く
②肩を軽くさげる
③首を軽く伸ばす

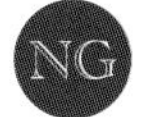 「反り腰」タイプ

反った腰を上から圧迫してしまいます。また、首の後ろ側が伸びたまま固まってしまうので、肩こりの原因にもなります。

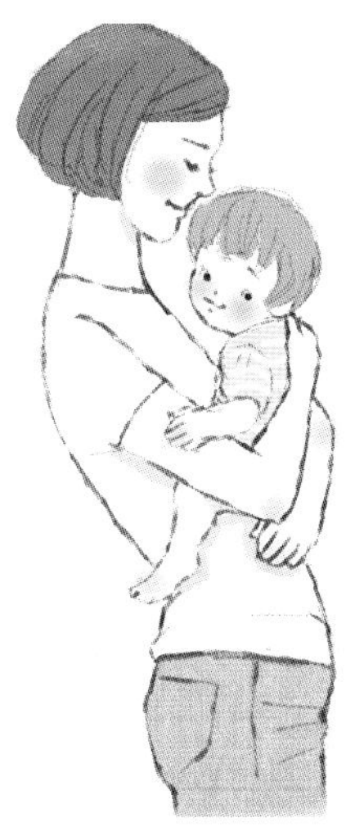

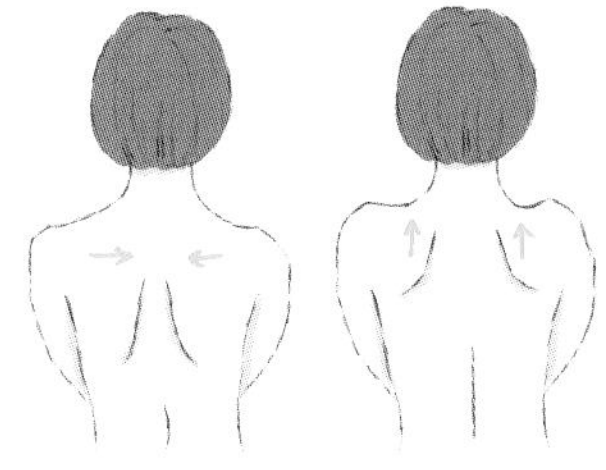

肩甲骨があがったり、寄りすぎたりすることもよくありません。

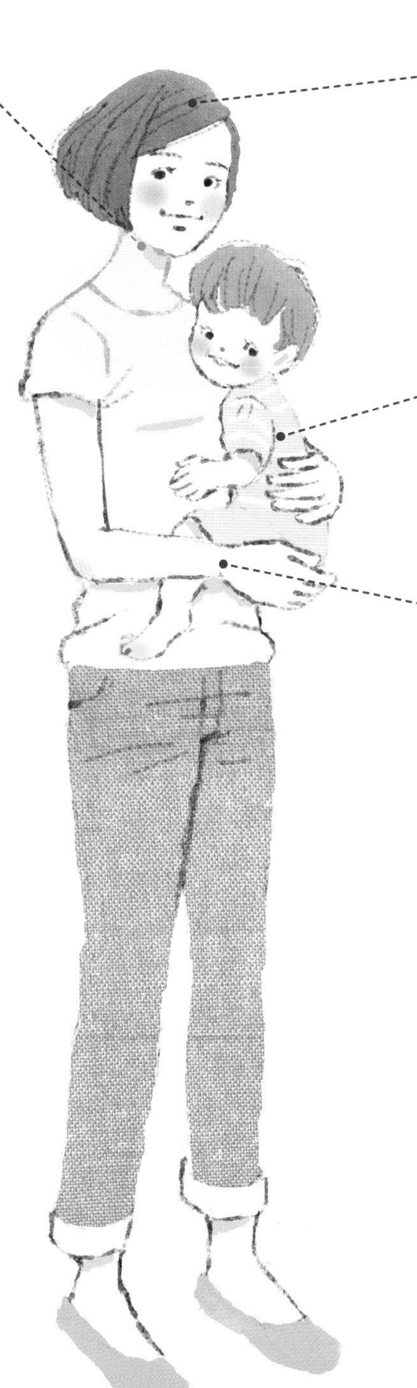

頭の位置が、腰の真上になっていますか？

頭が腰の真上の位置にあれば、頭の重さを全身で支えることができます。「ねこ背」や「反り腰」になると、首・肩・腰などに余分な負担がかかってしまいます。

からだの近くで抱いていますか？

テコの原理で、からだから遠いほど腕の力が必要になります。胸に近づけて抱きましょう。

手首の力を抜いていますか？

手首を曲げて力を入れている人をよく見ます。手首と指の力を抜き、ひじから先の腕全体で支えるイメージでゆったりかかえましょう。

NG 「ねこ背」タイプ

首や肩に負担がかかるほか、背骨（腰椎）の間にある椎間板が飛び出しやすくなるので、椎間板ヘルニアのリスクが高まります。

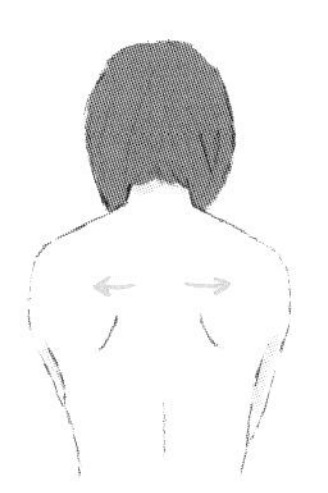

肩甲骨が開いてしまうのもNG！

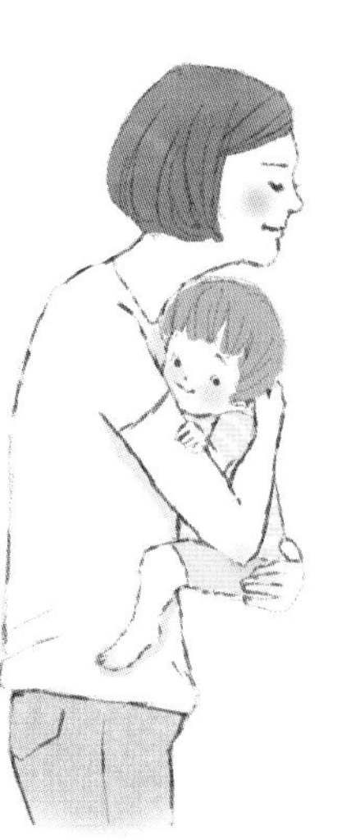

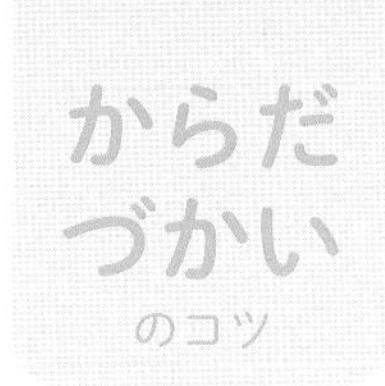

子どもを抱きあげるときはからだを子どもの真上にもってくる

子どもをラクに抱きあげるコツを身につければ、
毎日のからだの負担が減り、ぎっくり腰も予防できます。

〈 1 〉 子どもの真上で腰をおろす

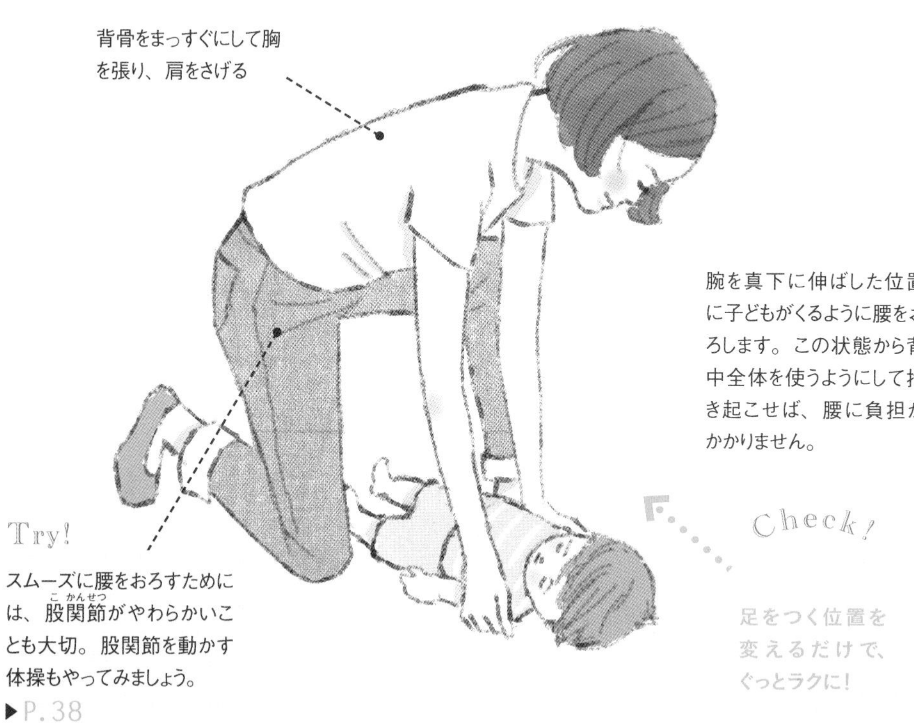

背骨をまっすぐにして胸を張り、肩をさげる

腕を真下に伸ばした位置に子どもがくるように腰をおろします。この状態から背中全体を使うようにして抱き起こせば、腰に負担がかかりません。

Check!

足をつく位置を変えるだけで、ぐっとラクに！

Try!

スムーズに腰をおろすためには、股関節(こかんせつ)がやわらかいことも大切。股関節を動かす体操もやってみましょう。

▶P.38

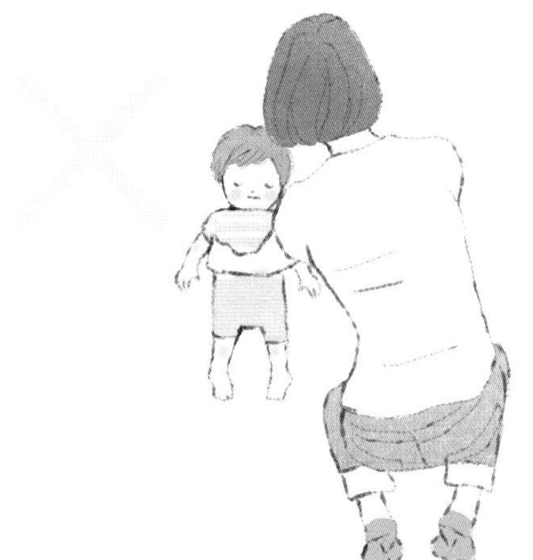

横から抱きあげるのもNG。腰をひねるので、ぎっくり腰の原因に。

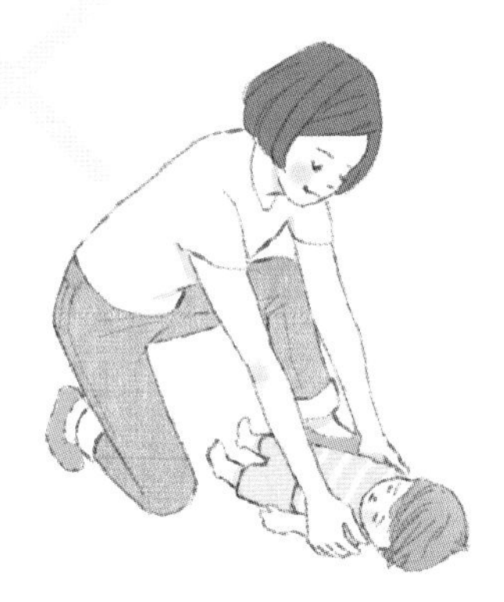

遠くから腕を伸ばして抱きあげようとすると腰に負担がかかる。

〈 2 〉

子どもを胸に引き寄せる

立ちあがる前に、子どもを胸に引き寄せましょう。からだから遠い位置でかかえると、腕や腰に余分な力ががかかります。次に、背骨をまっすぐにしたまま、おしりを前に出して上体を起こします。

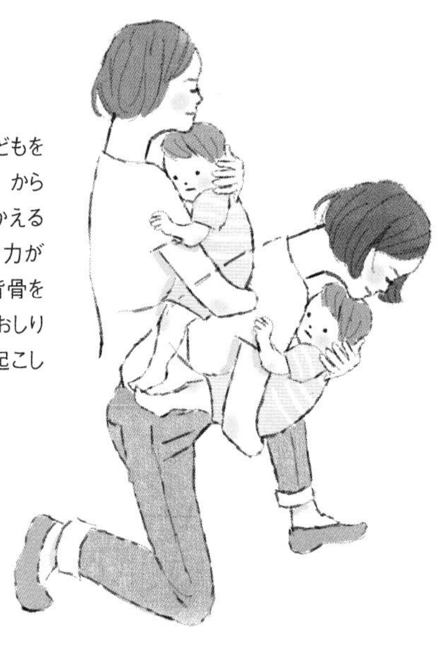

いったんひざにのせてもOK

一気に立ちあがるよりも、立てひざをして、子どもを持った腕をいったんひざの上に置いてから立ちあがると負担はより少なくなります。

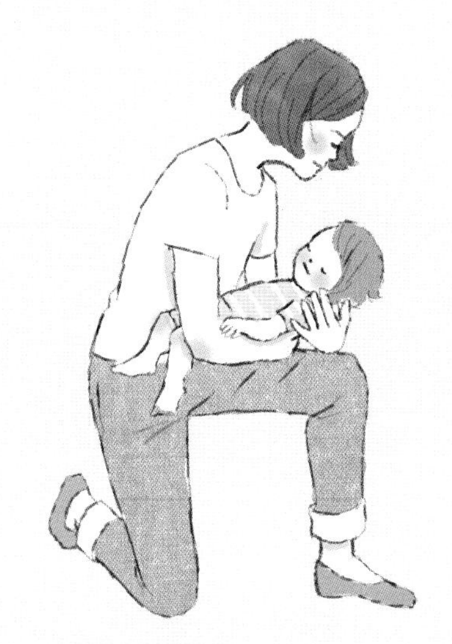

〈 3 〉

姿勢に注意して立ちあがる

背中を丸めたり、腰を反らせたりしないで立ちあがりましょう。肩甲骨のポジションが決まれば、クセをスムーズに修正できます。

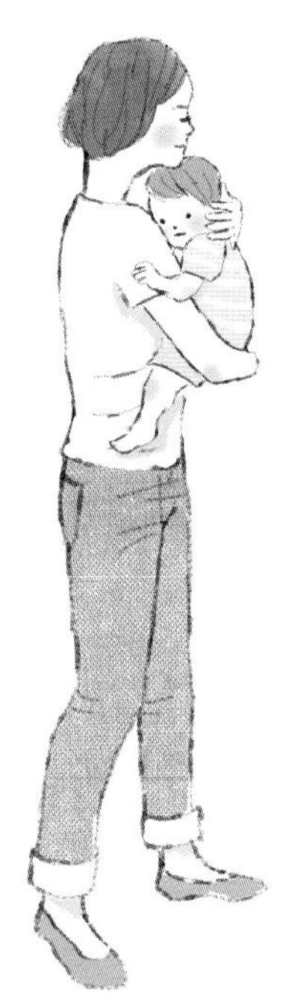

Check!

肩甲骨が開いたり、寄ったりしていませんか?

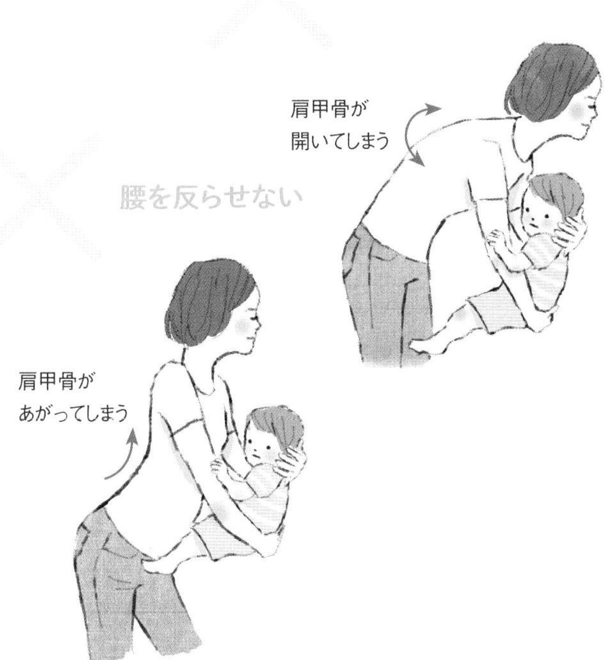

重い荷物を持ちあげるときはムリせず、ひざや台を使う

重い荷物はムリせず、2クッションで持ちあげることを習慣にして、腰や腕への負担を軽くしましょう。

〈1〉荷物をからだの近くに寄せる

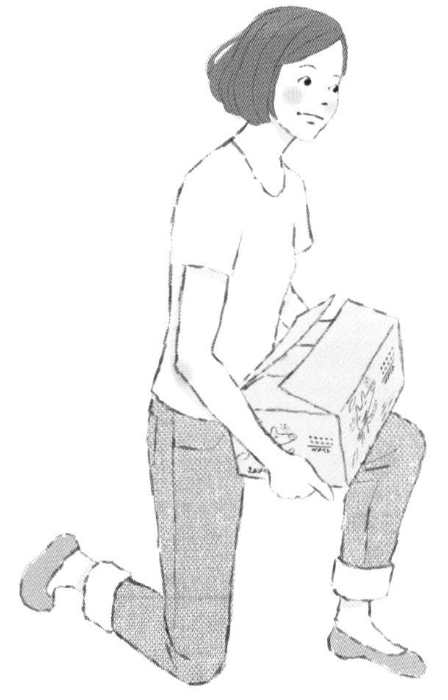

ポイントは、子どもを抱きあげるときと同じ。腕を伸ばしたまま持ちあげようとせず、荷物を傾けるなどして、からだの近くでかかえましょう。

〈2〉ひざや台の上にいったん載せる

一気に持ちあげずに、立てひざをした上に載せたり、いす・台などを近くに置き、その上にいったん載せましょう。高さをつくって2クッションにすれば、ラクに持ちあげられます。

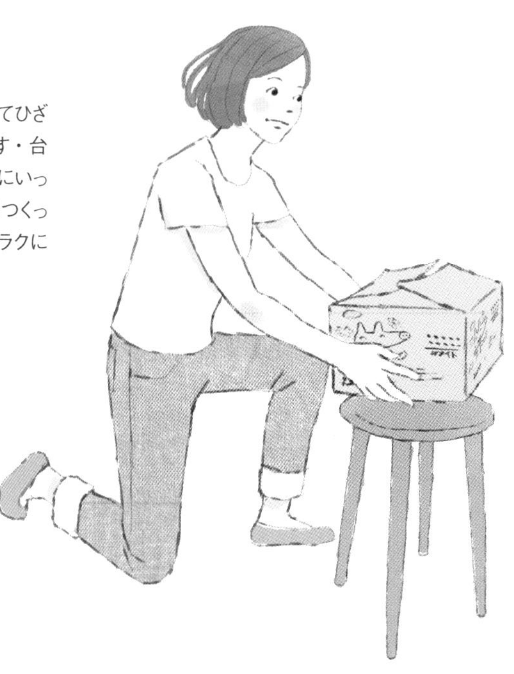

Check!

いつも荷物を
持ちあげる場所に、
台があればラク!

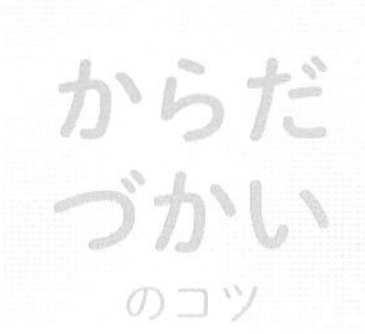

子どもがあばれたり、手足をばたつかせているときは、
後ろ側か横にまわり込んで抱きましょう。

子どもがあばれているときは後ろや横から抱きかかえる

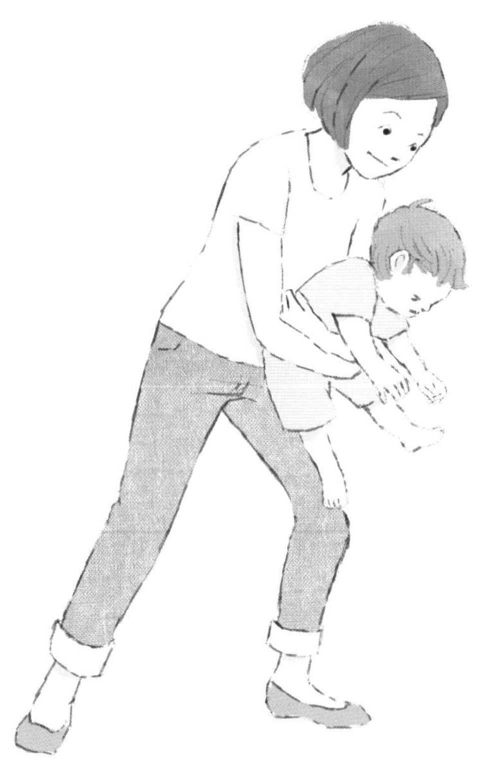

正面から近づくと、手をばたつかせたりつっぱったりするので、うまく抱くことができません。まずは、無理に動きを制すのではなく、子どもがあばれて表現しようとしている気持ちを探り、受けとめることを優先して！

×決して腕をつかまないで！

みなさんすでにご存じだと思いますが、とっさの場合であっても、子どもの腕はつかまないようにしてください。「肘内障」というトラブルを起こしやすいからです。

肘内障は、ひじの靭帯がずれてしまうもので、脱臼とは異なります。子どもは靭帯がとてもやわらかいので、特に5歳くらいまでは、軽くひっぱっただけでずれてしまいやすいのです。

子どもが痛がって泣き、腕がだらりと下がっていたり、ひじを曲げられない様子だったら、肘内障の可能性があります。すぐに整形外科か整骨院で診てもらってください。治療は、ずれた靭帯を元の位置に戻すだけなので短時間で済みます。放置するとそのままかたくなってしまうことがあるので、その日のうちに治してもらいましょう。

リセット体操

からだのトラブルを防ぐためには、筋肉が弱い部分、
かたまりがちな部分などを強くしたり、ゆるめたりして、
正しいからだにリセットすることが大切。
P.28 ～ 32 では、毎日 10 秒～3分でできる“リセット体操”を紹介します。

からだの軸をしっかりつくってしゃがむ動作もスムースに

《 ブレない体幹チェック 》

あなたの体幹がどのくらいしっかりしているか、チェックをかねて
この体操をやってみましょう。

❗「体側」がまっすぐになっているか、鏡でチェックしながらおこなうと効果的です。

1 指先を前に向けて、壁に手をつく。

2 からだを斜めにして、壁と反対側の足を床からはなす。

3 わき腹をまっすぐにして、そのまま7～ 10 秒キープ。

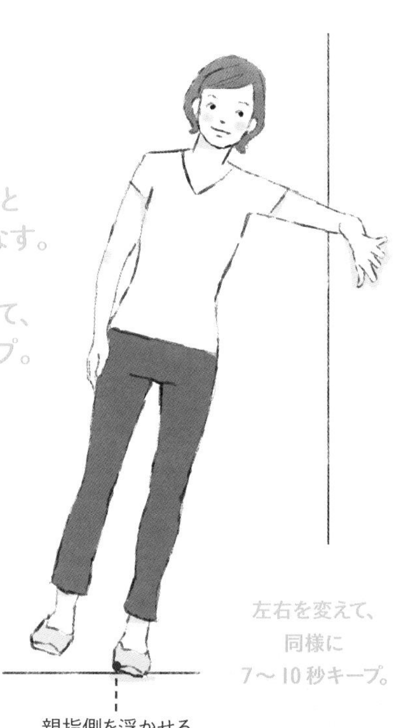

左右を変えて、同様に7～ 10 秒キープ。

親指側を浮かせる

NG

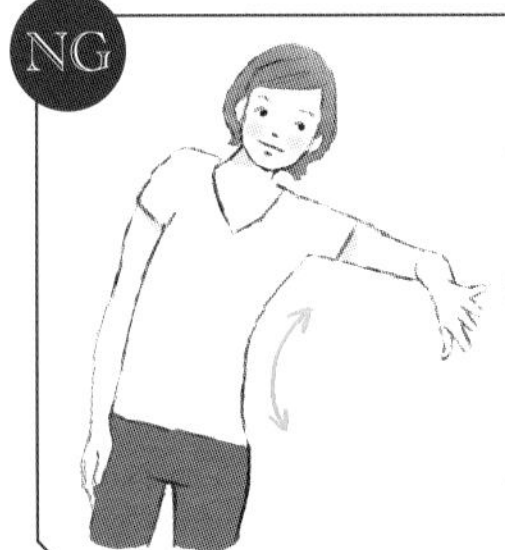

わき腹の筋肉が弱いと、まっすぐ伸ばせずにヘタッと丸まってしまいます。7秒間キープできなかった人は、毎日くり返すことで、少しずつ“ぶれない体幹”ができていきます。

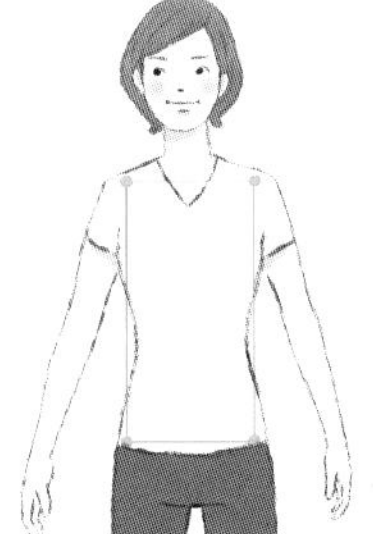

体幹の四角形を保つ！

体幹とは、腕と足がついている土台、つまり「胴体」のこと。両腕・両足のつけ根を結んでできる四角形が、横の線は水平に、縦の線は左右対称になっていればOK。上の体操をおこなうときも、傾いた平行四辺形にならないように、四角形をそのまま保ちます。

肩甲骨のポジションもチェック

開く・寄りすぎ・あがるは NG です。

〈 “しゃがむ”がラクに！ 〉

体幹を鍛えるとともに、股関節と足首の動きをスムースにして、
保育の中で頻繁におこなう“腰をおろす”動作がラクにできるようになる体操です。

1
足を肩幅に開き、つま先を外側に向けて立つ。
つま先を外に向ける
息は吸っても吐いてもOK。息を止めないようにしましょう。
2
上体をほんの少し前傾させて、つま先と同じ方向にひざを曲げていく。
かかとが上がる手前で止め、1に戻る。
肩甲骨を意識して肩を丸めないようにする
腰は前傾しすぎない反らない
5セット くり返す
（はじめは3回でOK。慣れたら5回をめざしましょう。）
ひざはつま先の方向に
からだがぐらつく人は、壁につかまっておこなってもOK。

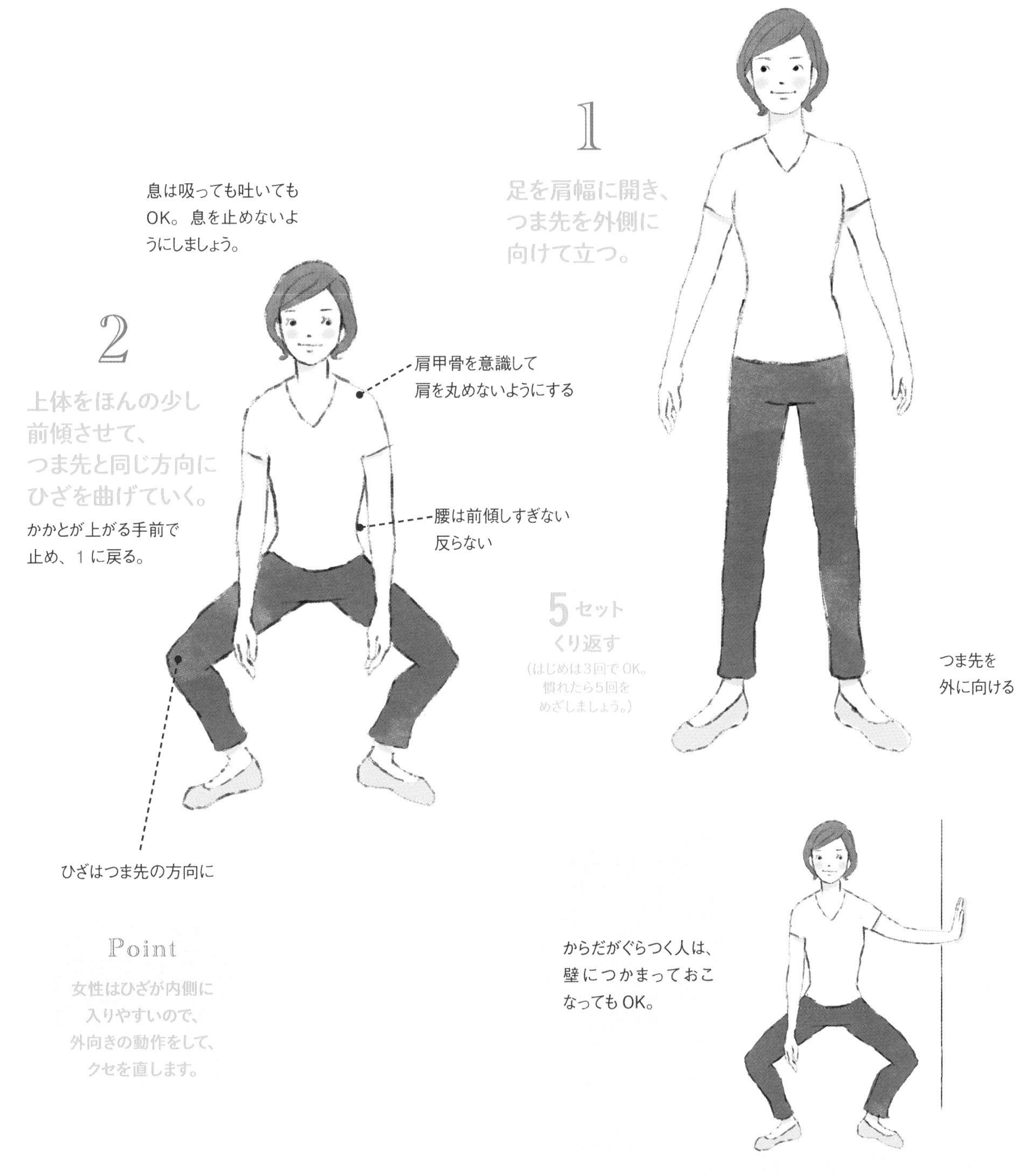

Point

女性はひざが内側に入りやすいので、外向きの動作をして、クセを直します。

〈 こり＆けんしょう炎予防 〉

保育者は背中を丸める動作が多いこと、意識していますか?
“胸を開くストレッチ”を習慣にしましょう。
腕も同時にストレッチすると、けんしょう炎の予防にもなります。

❗ このストレッチは神経も刺激するので、5秒だけおこないます。

内向きになりがちな肩と胸を開き腕・からだの後ろをストレッチ

1 指先を後ろに向けて、壁に手をつく。

2 ついた手と反対方向にからだをひねり、5秒ストレッチ。

肩甲骨の位置を意識しながら、胸を真横に開く。「反り腰」タイプの人は、胸があがりがちなので注意。

3回くり返す
左右を変えて、同様におこなう

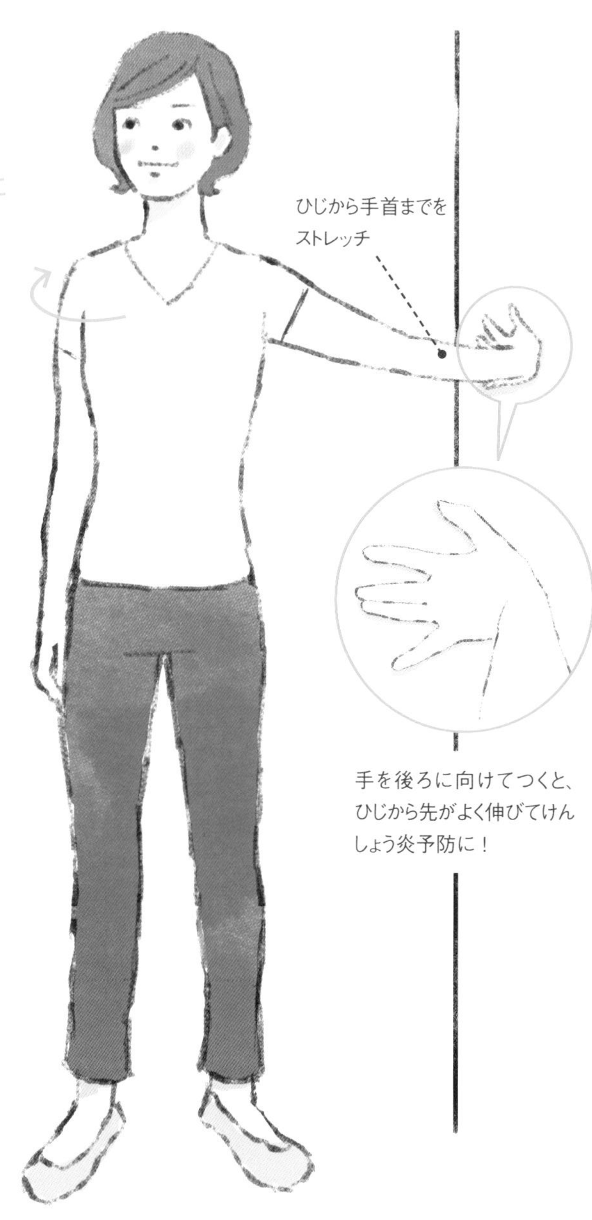

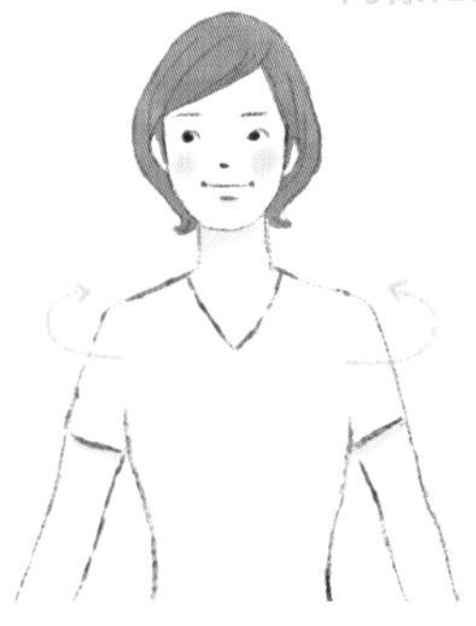

Point
肩はふだん、内向き方向に力を入れがちなので、外向きに開かせる

《 からだ全体のこり解消 》

胸を開いて、ふだんあまり伸ばすことがないからだの後ろ側のストレッチをおこなうと、からだ全体のこりがほぐれます。

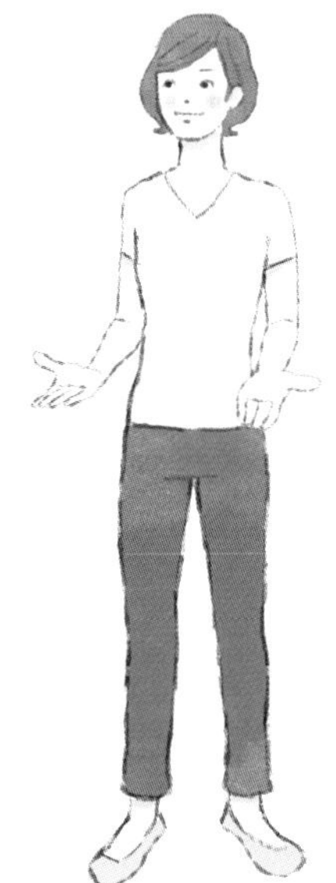

1

足を軽く開いて立つ。

手のひらを上に向け、指先がからだの前にくるようにひじを 90 度曲げる。

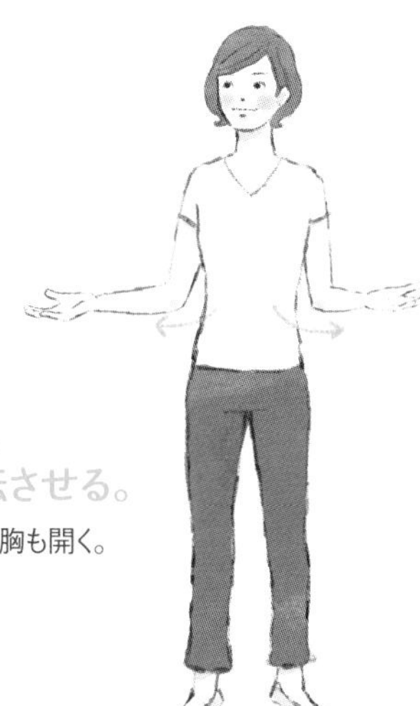

2

指先がからだの左右にくるように、ひじから先を回転させる。

このとき肩が外に開き、胸も開く。

3

2 の腕の向きをキープしながら、頭をさげる。

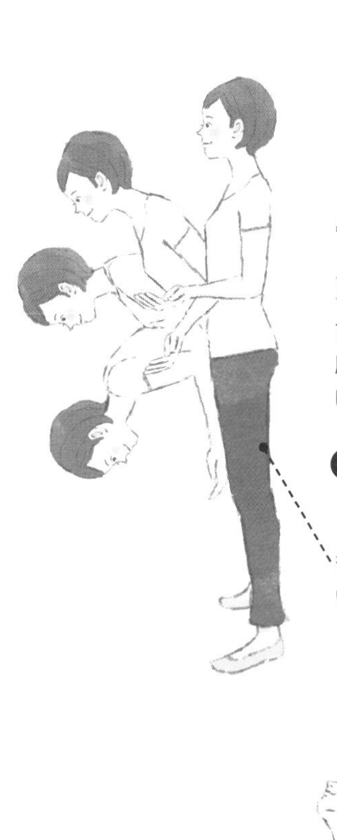

4

頭をさらにさげていく。

首筋→背骨の1本1本→腰の順に、少しずつなめらかに伸ばしていく。

立ちくらみしやすい人は頭をさげすぎず、ラクなところで止めましょう。

ももの裏側も伸びていくことを意識する

首の後ろはカクンと折らず、上に伸ばす意識で

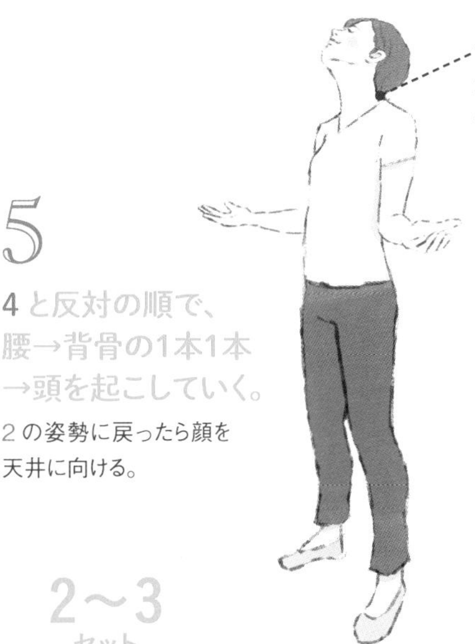

5

4 と反対の順で、腰→背骨の1本1本→頭を起こしていく。

2 の姿勢に戻ったら顔を天井に向ける。

2～3 セット くり返す

リラックスには腹式呼吸！腰の裏を気持ちよく伸ばして

〈 腹式呼吸で腰リラックス 〉

おなかをふくらませると、腰もふくらみ、ふだん縮こまりがちな腰の裏が伸びます。

❗ この体操は、腹部に疾患がある人は医師と相談してからおこなってください。

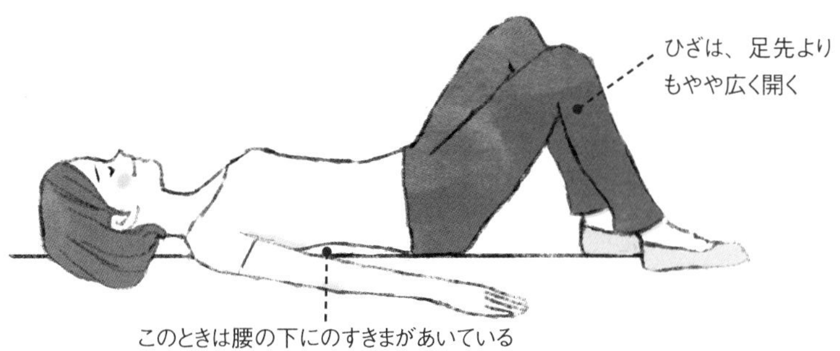

1 あお向けに寝て足を軽く開き、ひざを立てる。
おしりを引きあげる気持ちで軽くしめる。
ろっ骨は床方向にさげるように引っこめる。

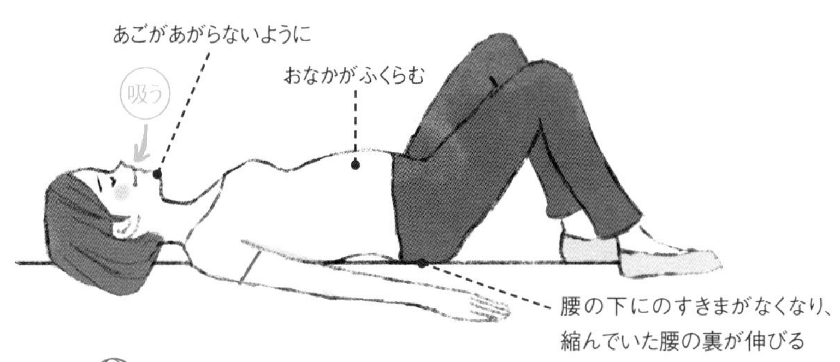

あごがあがらないように
吸う
おなかがふくらむ
腰の下にのすきまがなくなり、
縮んでいた腰の裏が伸びる

2 息を吸いながらおなかをふくらませる。

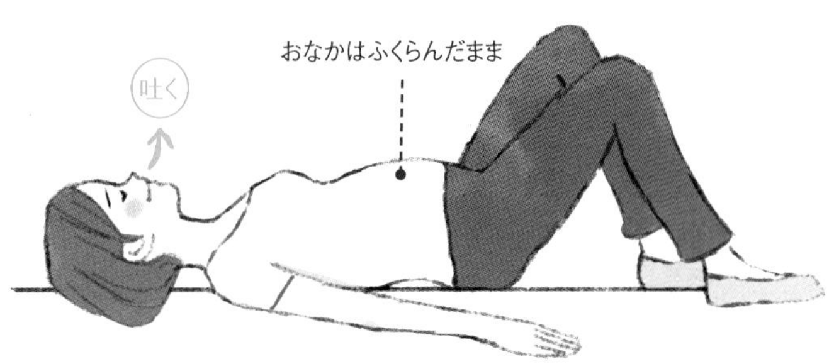

吐く
おなかはふくらんだまま

3 おなかをふくらませたまま息をゆっくり吐く。

❗ はじめは息を吐くとおなかが引っこんでしまうかもしれませんが、
コツをつかめば、ふくらませたまま息を吐けるようになります。

5呼吸
くり返す

第3章

部位別の体操＆ストレッチ

よくつかう部分を集中ケア

【からだメンテナンス　セルフケア編】

予防しても、それでもツライ“腰痛”“こり”“筋肉痛”は、
1日の終わりの体操&ストレッチとアロマを使った
ていねいなセルフケアでスッキリしましょう。

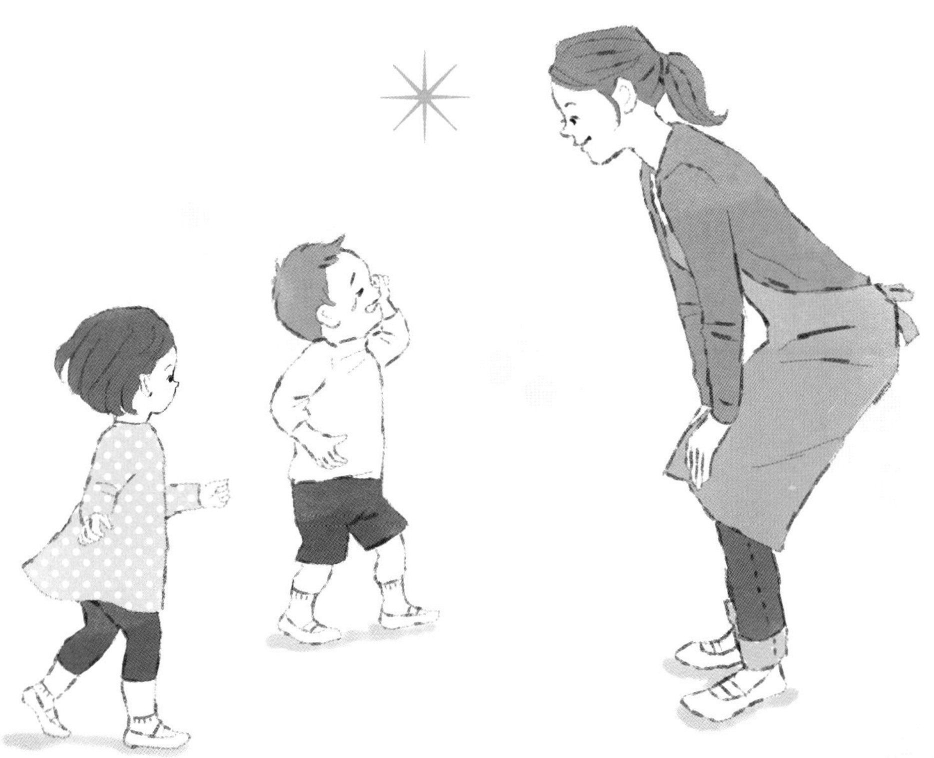

腰

保育の中で特によくつかうからだの部位別に
効果バツグンの体操を紹介します。

「ねこ背」タイプと「反り腰」タイプ それぞれどんな特徴があるの？

あなたに合った体操で効果的にからだケア

たくさん使う部分を効果的にメンテナンスする方法は、自分に合った体操やストレッチをおこなうこと。ごくかんたんな体操だけでも、実践するかしないかでは、からだの状態がかなり違ってくるはずです！

はじめに、22ページの「ねこ背」タイプと「反り腰」タイプについてくわしく見てみましょう。2つのタイプには、それぞれ下のような特徴があります。

それぞれのタイプ別におすすめの体操を紹介しますが、「自分がどちらか、よくわからない」という人は、前屈をしやすければ「ねこ背」タイプ、後ろに反りやすければ「反り腰」タイプの体操を中心におこなってください。両タイプがミックスしていることも多いので、両方の体操をやってもOKです。

「ねこ背」タイプ

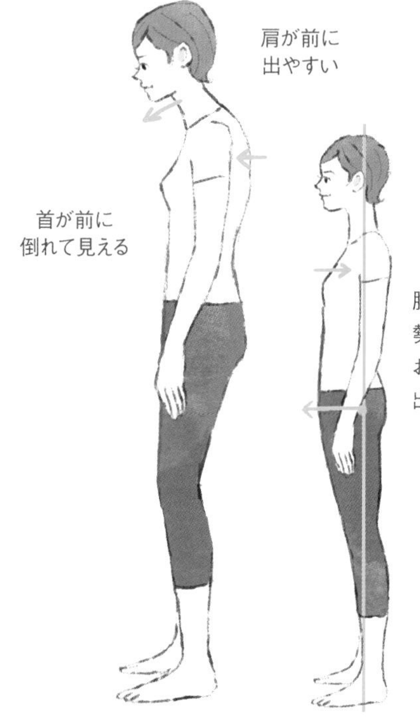

「反り腰」タイプ

首のアーチ
がなく、まっすぐ

胸がしぜんに
反ってしまう

ろっ骨が
前に飛び出す

足の前側が
伸びすぎて
ひざが引っ
込む

〈「ねこ背」さんにおすすめの体操①〉

体操といっても、あお向けに寝るだけ。
朝起きたときや、ほんの5分休むとき、夜寝る前……
どのタイミングでもいいので実践してみて！

❗ 時間に余裕があるときは、P.36 の体操を続けておこなってください。

枕や毛布を使い、頭から肩までを高くして、手のひらを上に向けて寝る。

息を吸うときにおなかをふくらませる「腹式呼吸」で、このまま3〜5分間リラックス。
息を吐くときは、おなかはへこんでOK。
腕の重さだけでしぜんに胸が開いて「ねこ背」が解消されます。

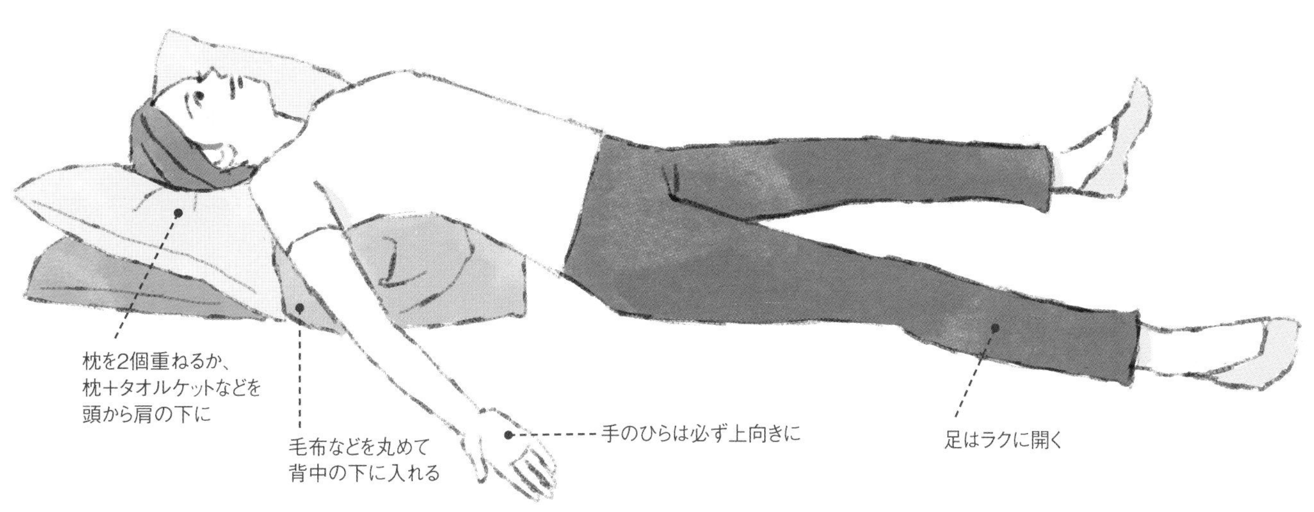

Check!

「ねこ背」タイプの人は、平らな床にあお向けに寝ると、視線が真上よりも頭の方向へ向きます。
「反り腰」タイプの人は、あお向けに寝るとろっ骨がアーチ状に盛りあがり、腰が反ります。

〈「ねこ背」さんにおすすめの体操②〉

胸を開くために使う筋力をアップします。
肩がクルッ、クルッと動くことを意識しましょう。
腰もスッと伸びるようになります。

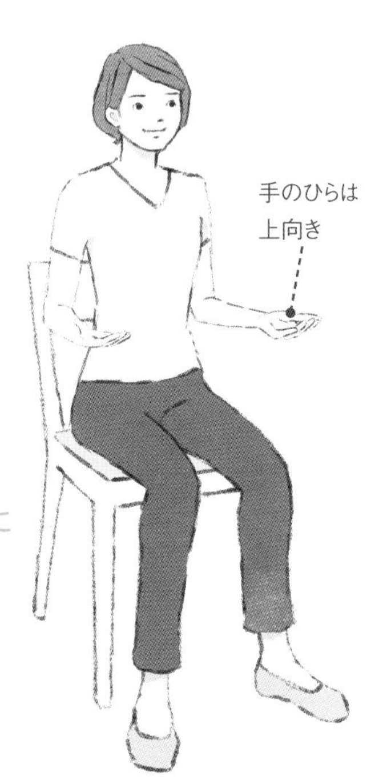

1

手のひらを
上に向け、
手がからだの前に
くるようにひじを
曲げる。

2

そのままひじから先を
回転させて、
手をからだの横に
もってくる。

手のひらは
上向き

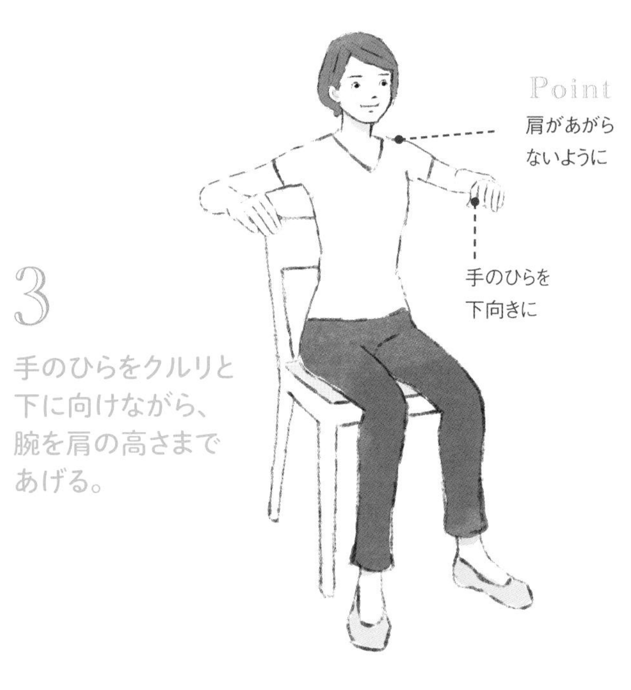

3

手のひらをクルリと
下に向けながら、
腕を肩の高さまで
あげる。

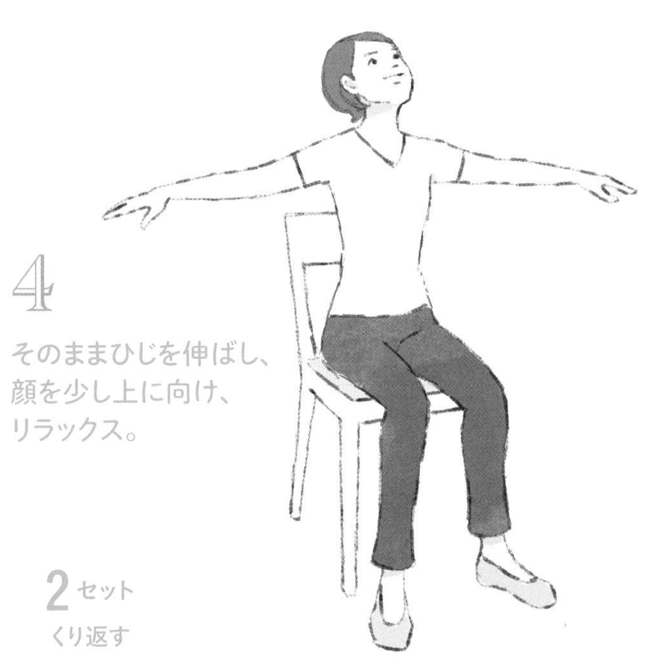

4

そのままひじを伸ばし、
顔を少し上に向け、
リラックス。

2セット
くり返す

〈「反り腰」さんにおすすめの体操〉

胸を反らさずにからだを起こす力をつける体操です。
反りすぎが直ると同時に肩こりにも効果があります。

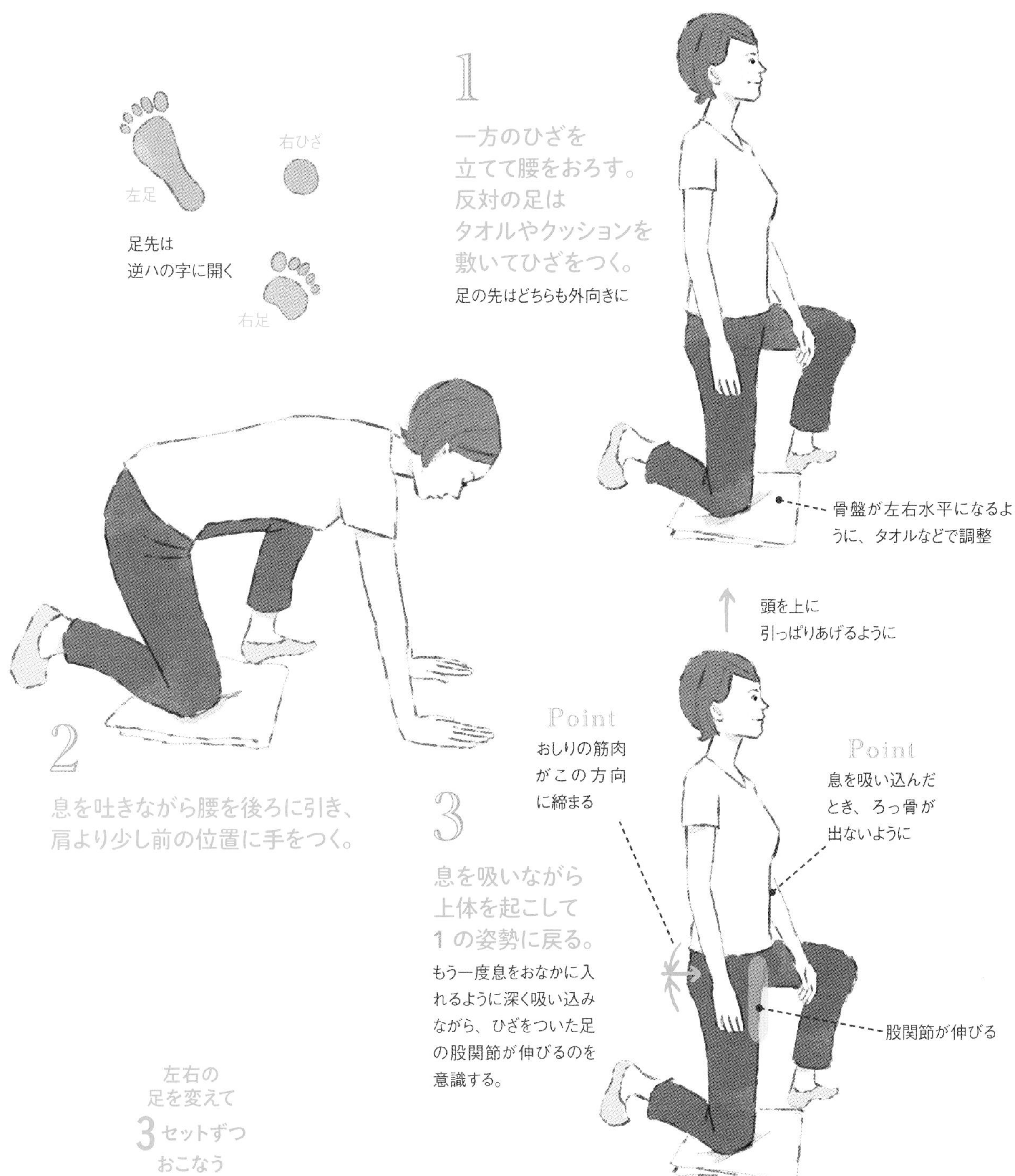

ぎっくり腰は、「まさか！」と思うような瞬間になるもの。
「まさか」を防ぐためにも、なってしまった人は再発防止に、
ここで紹介する体操を実践してみてください。

「ぎっくり腰」にならないために股関節を念入りにストレッチ

足と腰が一緒に動いてはダメ

ぎっくり腰になるのは、どんなときでしょう？ 例えば、床に落ちたものを拾うときや、遠くから手を伸ばして腰をかがめた瞬間に「ギクッ」となるパターンなど。対策は、「からだづかいのコツ（→P. 22〜27）」を守ることと、股関節（こかんせつ）をやわらかくすることです。股関節がかたいと、足と腰がつながって動いてしまいますが、別々に動けば、腰に無理な力がかかるのを防げます。

ぎっくり腰になってしまった場合は、できるだけ安静にして痛みが治まるのを待ちます。ただし股関節が動くなら、〈股関節ストレッチ①〉はおこなってもOK。そのほかの体操は痛みが治まってから、再発を防ぐためにおこないましょう。安静にしていても痛みが治まらないときは、整形外科を受診してください。

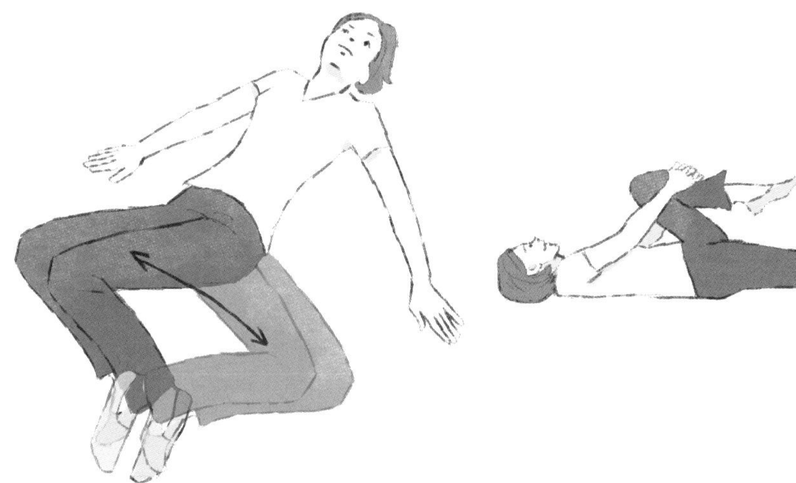

〈 股関節ストレッチ① 〉

左右 1 回ずつ おこなう

手を組んでひざを
かかえ、ゆっくり
胸のほうへ引きよせる。

そのまま10秒間キープ。

〈 股関節ストレッチ② 〉

左右 10 回ずつ おこなう

あお向けになってひざを立て
両ひざをつけたまま、
左右にゆっくり倒す。

骨盤を転がすようにおこないます。

〈　股関節ストレッチ③　〉

股関節を横方向にもよく開くようにするストレッチです。

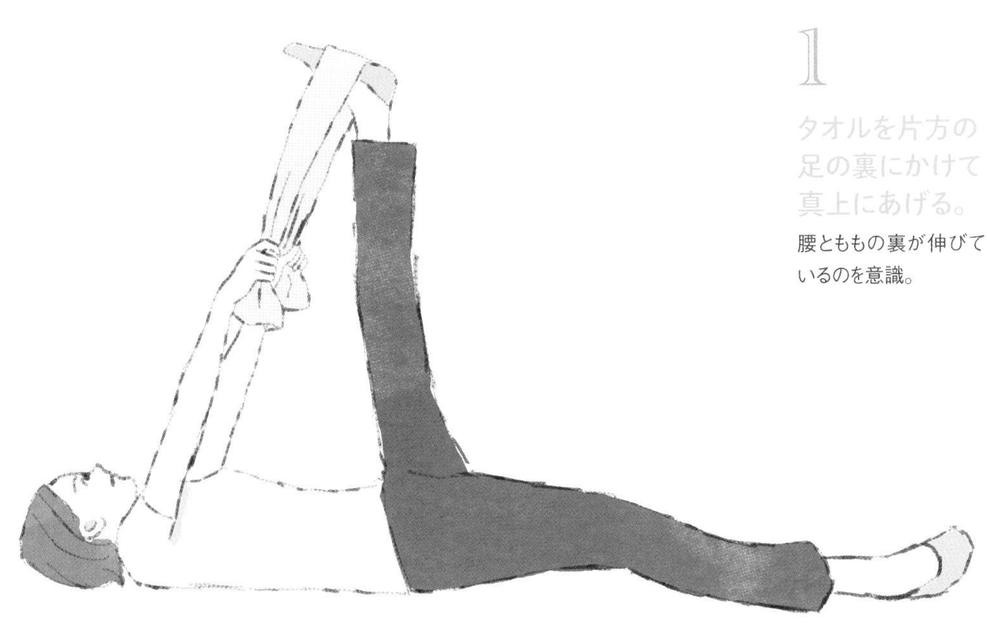

1

タオルを片方の足の裏にかけて真上にあげる。

腰とももの裏が伸びているのを意識。

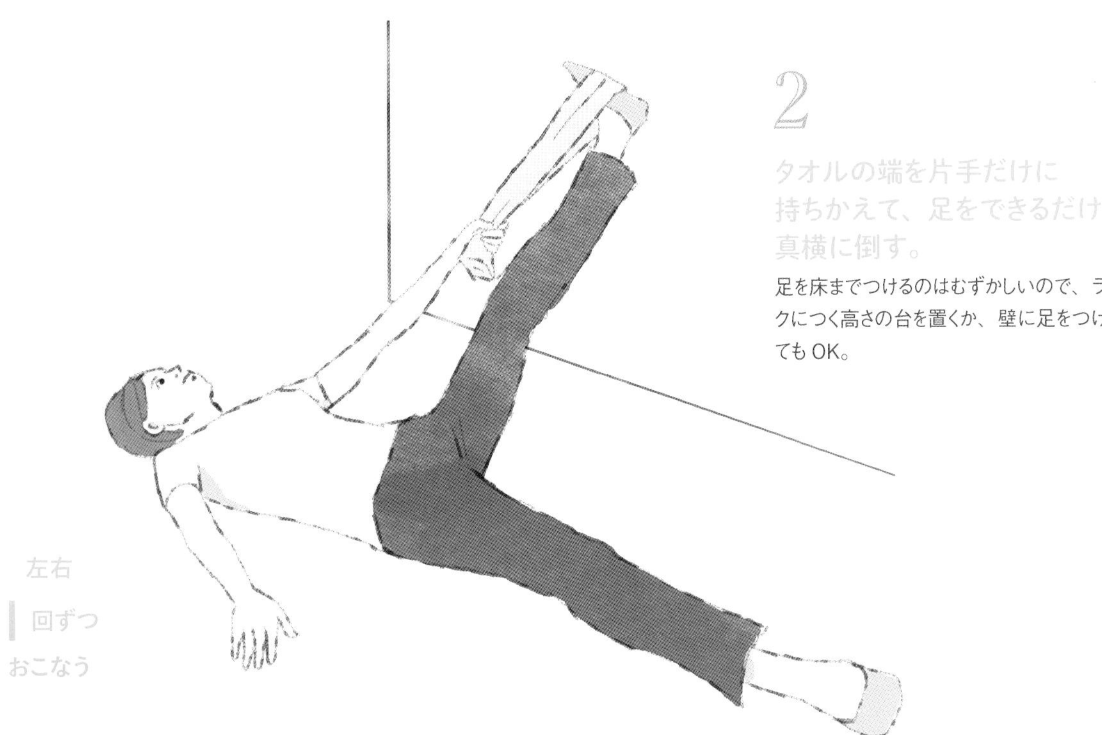

2

タオルの端を片手だけに持ちかえて、足をできるだけ真横に倒す。

足を床までつけるのはむずかしいので、ラクにつく高さの台を置くか、壁に足をつけても OK。

左右1回ずつおこなう

肩

子どもと接するときも、デスクワークをするときも
前かがみになることが多い保育の仕事。肩こりのケアも必須です。

「肩こり」は様々な原因を一つずつ解消！

かたまった肩甲骨をほぐして、血流を改善

肩こりに悩む人は、男性よりも女性のほうが圧倒的に多いことがわかっています。その理由は主に次のものが考えられます。

①前かがみなど、姿勢の悪さ
②筋力が弱い
③血行が悪い
④女性ホルモンのバランスの乱れ
⑤目の疲れ

①～⑤は、互いに関係し合っていることも多いので、一つ一つ原因を解消することが重要です。ここでは「姿勢」に関係する肩こりの解消法を紹介します。

ポイントは、〝**かたまった肩甲骨を動かす**〟こと。同じ姿勢を続けたためにかたまってしまった肩甲骨をほぐしてやわらかくすれば、血行がよくなり、こりがとれます。

〈 肩甲骨ストレッチ 〉

子どもをおんぶしたあとやデスクワークの合い間に
効果的なストレッチです。

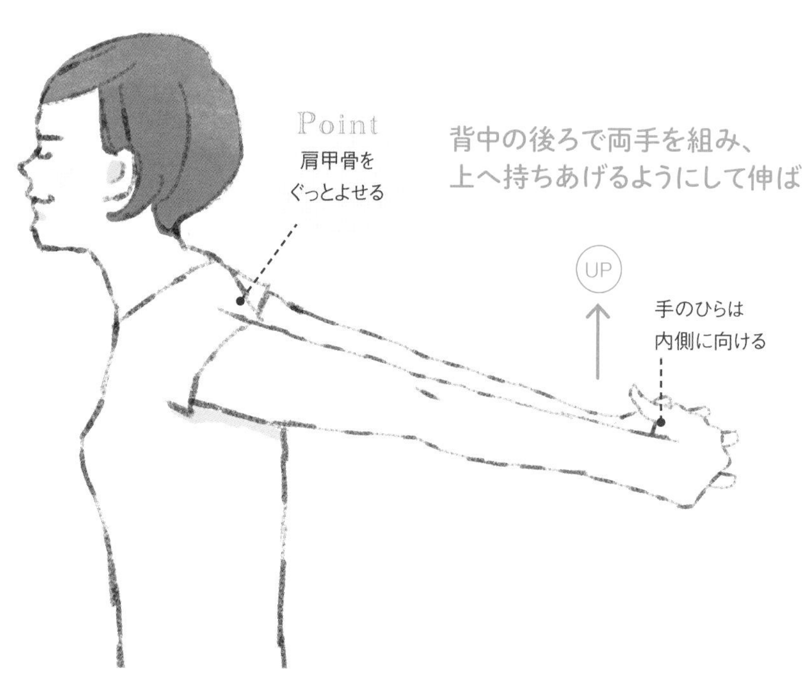

背中の後ろで両手を組み、
上へ持ちあげるようにして伸ばす。

〈 肩こりの原因は様々 〉

あなたの肩こりの原因はどれですか？「肩がこって保育がつらい」ということがないように
原因別のセルフケアで解消しましょう。

1 前かがみなど、姿勢の悪さ

前かがみの姿勢になると、からだの前側の筋肉に引っぱられ、肩甲骨が左右に開いてしまいます。この状態が長く続くと、姿勢を戻したときにも肩甲骨が開いたままになり、肩の筋肉がこわばって、血行が悪くなります。肩甲骨をやわらかくほぐし、血行をよくすることが大切です。

筋力が弱い

筋力が弱いと、姿勢が悪くなりがちです。男性よりも筋力が弱い女性が肩こりになりやすいのは、ある程度は必然的なもの。保育の仕事でからだをよく動かしても、使っていない筋肉はあります。ストレッチで肩甲骨をほぐすとともに、〈ぶれない体幹づくり〉をおこないましょう（→ P.28）。

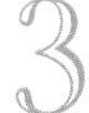

血行が悪い

血液の流れが悪くなると、からだが冷えやすくなったり、筋肉に充分な酸素や栄養素が行きわたらなくなるなどして、筋肉の疲れがとれにくくなります。筋肉の疲れをためないために、〈冷えとり体操〉やアロマケアで血行促進を（→ P.48・93）。

4 女性ホルモンのバランスの乱れ

生理前になるといつも肩がこるという人や、プレ更年期ごろから肩こりがつらくなる人がいます。これは、女性ホルモンバランスの乱れが原因の一つになっているので、ホルモンバランスを整えることも肩こり解消のカギになります（→ P86・99）。

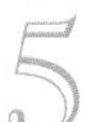

目の疲れ

疲れ目が原因で肩がこっているケースは多いのですが、意外にそのことを自覚していない人もいます。そんなときは、肩甲骨を動かすだけでは肩こりを解消できません。からだだけでなく、目を休め、ケアすることが大切です（→ P.104）。

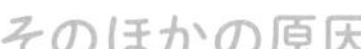

そのほかの原因

「枕の高さが合わない」「虫歯のせいで正しく噛めない」といったことも肩こりの原因になります。また、まれに、ほかの病気が隠れていることもあります。手足のしびれや吐き気などをともなうときは病院を受診しましょう。

《 タオルストレッチ&リラックス呼吸 》

「背中で握手」ができる人も、タオルを使っておこないましょう。
そのほうが手に余分な力が入らず、リラックスしてできます。
このストレッチは「ねこ背」の改善にも効果的です。

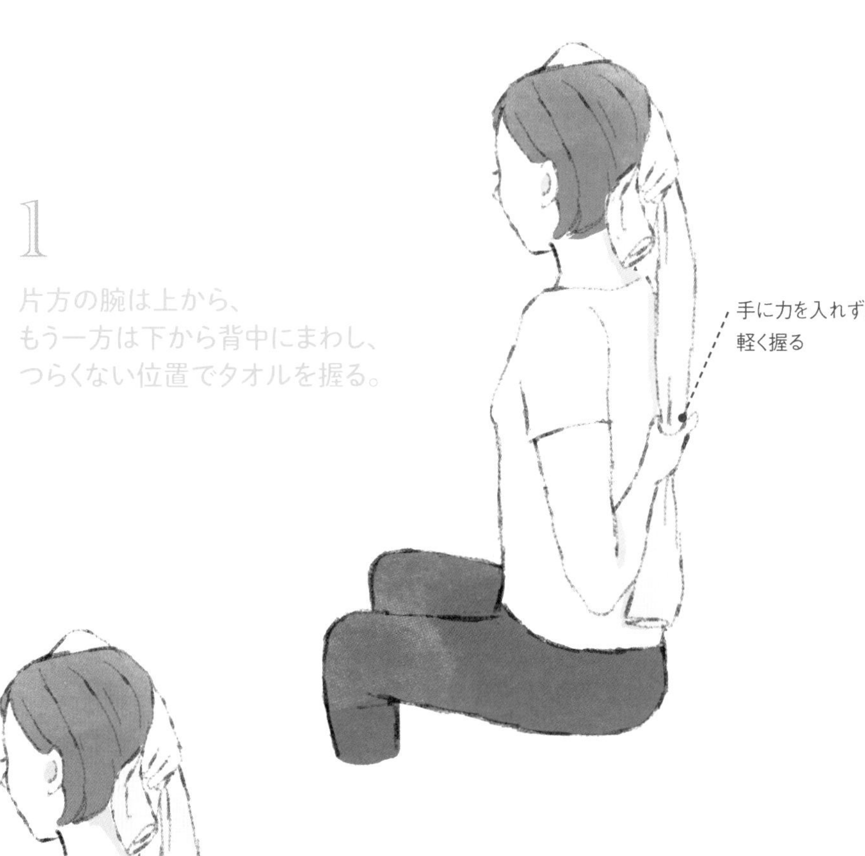

1

片方の腕は上から、
もう一方は下から背中にまわし、
つらくない位置でタオルを握る。

Point
ろっ骨を前に出すと首の後ろのアーチがなくなってしまうので、おなかをふくらませたときも、ろっ骨はそのまま

おなかをふくらませる

2

ろっ骨を引っ込めて
胸を開く。

おなかをふくらませて息を吸い、
ふくらませたまま息を吐く。

左右
5 呼吸ずつ
くり返す

〈 肩甲骨〜背骨ストレッチ 〉

肩甲骨は本来、上下にも、前後にも広い範囲で動かせる部分です。
でも、動かさずにいると可動域が狭くなり、肩関節やまわりの筋肉が
かたくなってしまいます。ときには大きく動かして！

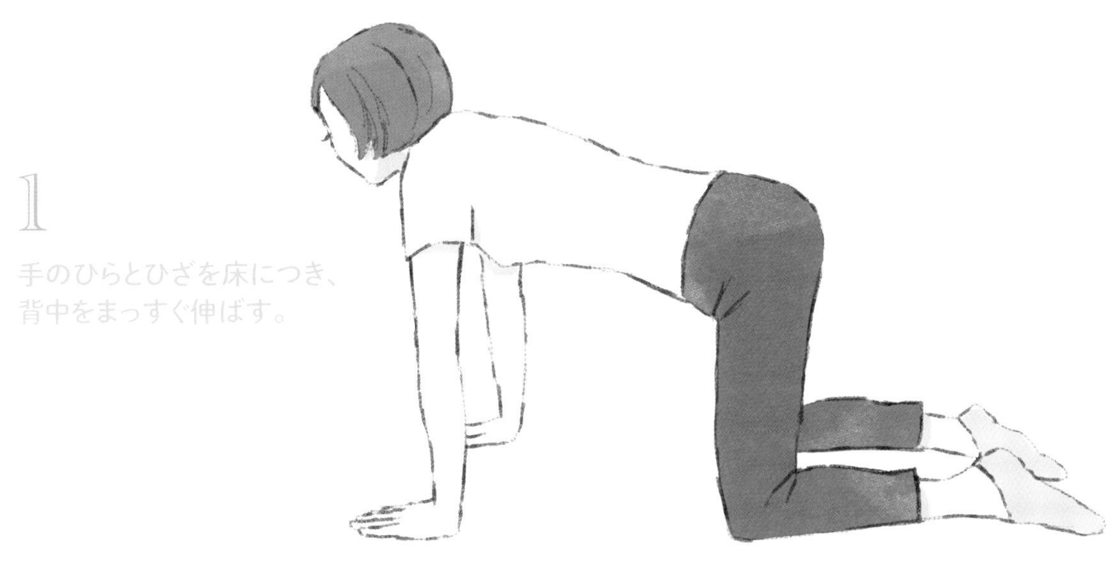

1

手のひらとひざを床につき、
背中をまっすぐ伸ばす。

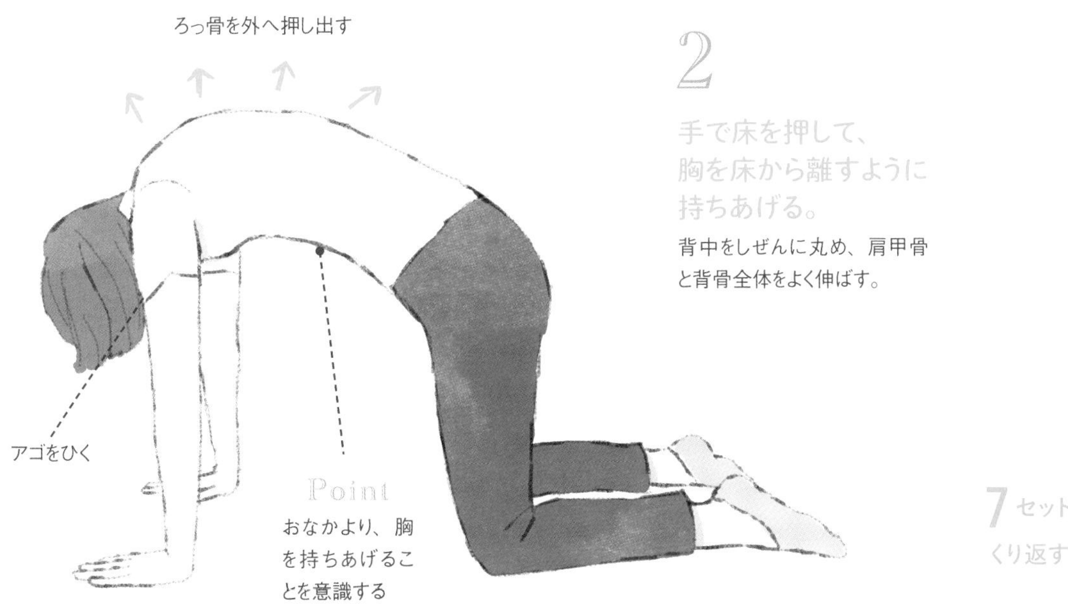

ろっ骨を外へ押し出す
アゴをひく
Point
おなかより、胸を持ちあげることを意識する

2

手で床を押して、
胸を床から離すように
持ちあげる。

背中をしぜんに丸め、肩甲骨と背骨全体をよく伸ばす。

7セット
くり返す

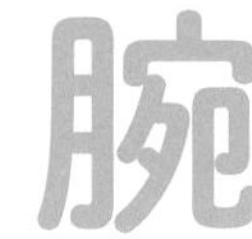

よく使う腕や手は疲れがたまる前にケアすれば、
痛みやトラブルを防げます。

“ポンピング”で筋肉痛&けんしょう炎を予防!

女性はけんしょう炎も要注意!

抱きあげたり、重い荷物を持つ仕事が重なると、腕が疲れてしまうかもしれませんね。手をよく使う人は、けんしょう炎に注意する必要があります。腕も手も、左ページで紹介しているかんたんな方法で、毎日のケアが大切です。

けんしょう炎は、女性がなりやすい傾向もあります。特に更年期の女性や、産後の女性に多く、その原因には女性ホルモンの低下がかかわっているようです。糖尿病の人もけんしょう炎になりやすい傾向があり、この場合、炎症の起こしやすさ、末梢（まっしょう）の血行の悪さが原因と考えられます。まだはっきりした原因はわかっていませんが、「けんしょう炎かな?」と思ったら、早めに整形外科を受診しましょう。

けんしょう炎の症状は?

- 指のつけ根が痛む
- 手首が痛む
- 指を動かすときに違和感がある
- 悪化すると、指を曲げ伸ばしするときに“ひっかかり”を感じるようになり、指がバネのようにはねる

けんしょう炎になりやすいのは?

- 手をよく使う人
- 女性全般
- 更年期の女性
- 産後の女性
- 糖尿病の人

「けんしょう炎」って何?

「腱（けん）」は、指や手首を動かすために働く、ひも状の組織。「腱鞘（けんしょう）」は腱のまわりをさやのように覆っています。指を曲げ伸ばしするときや、手首を動かすときは、腱鞘の中を腱が行き来しますが、そのときにこすれ合い、炎症を起こすのがけんしょう炎です。

女性ホルモンとけんしょう炎

なぜ、更年期や妊娠・出産期の女性がけんしょう炎になりやすいのか、その理由はまだはっきりわかっていませんが、一つには、女性ホルモンが低下するとコラーゲンが減って動きが悪くなり、炎症を起こしやすいことが関係するのではないかと考えられます。

〈 血管ポンピング＆手ぶらぶら 〉

1、2をくり返すと、血管が伸び縮みして、
ポンピング効果で血行がよくなる。

❗ 血管と一緒に神経も伸びるので、最後に必ず“手をぶらぶら”させてください。

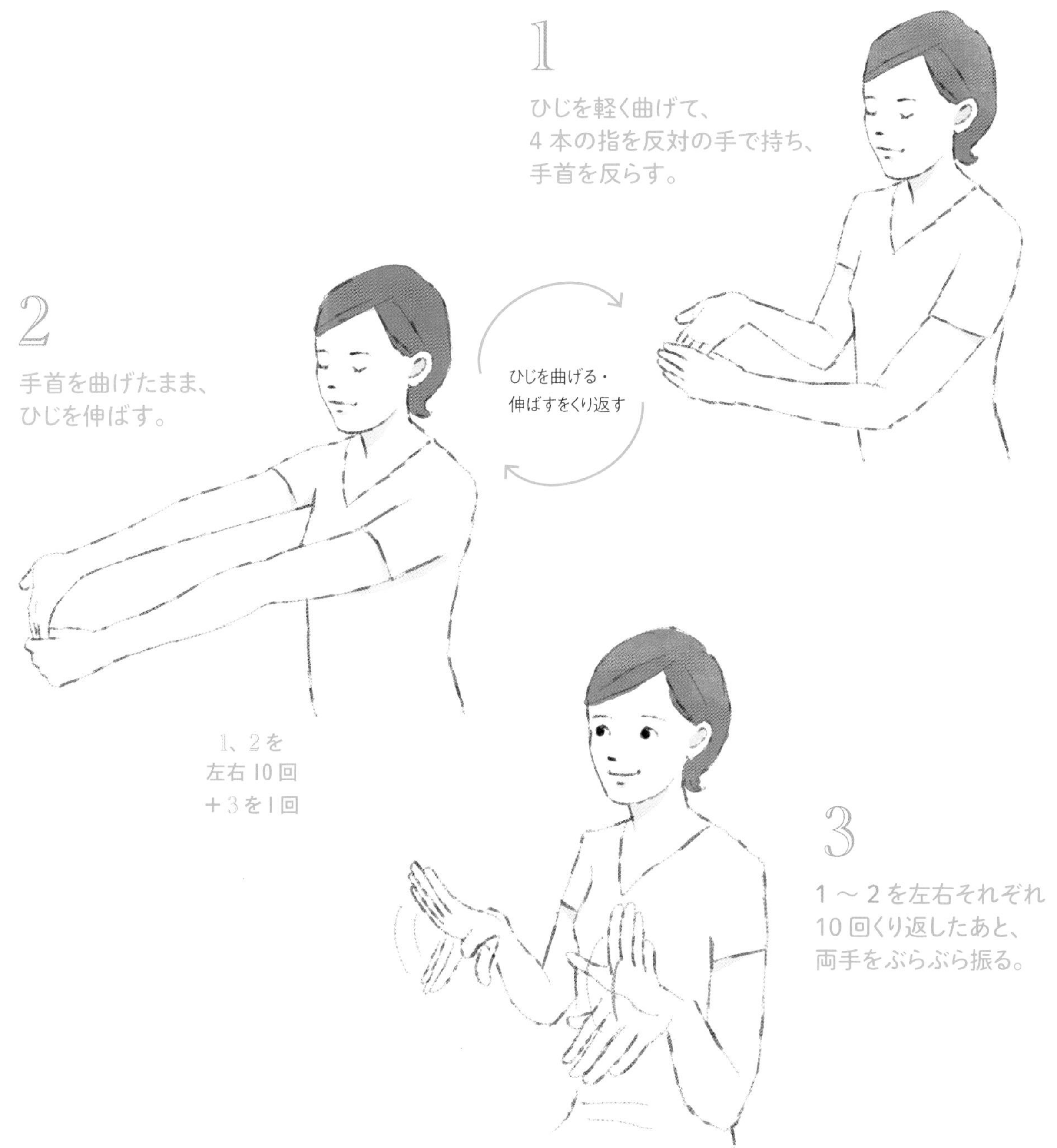

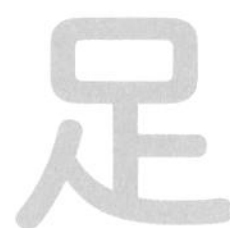

足

やわらかい足首になればたくさん動いても、ケガ知らず!

足首がかたいと、さまざまなケガのもとになります。
クッションの役割をする足首をしなやかに保ちましょう。

❗ 腰が圧迫されていると足首がかたくなるので、腰をゆるめることも大切です。

〈 足首のあげおろし 〉

壁に手をつき、片足を曲げ、反対の足を伸ばす。
伸ばした足のかかとをあげたり、おろしたりして、足首を動かす。

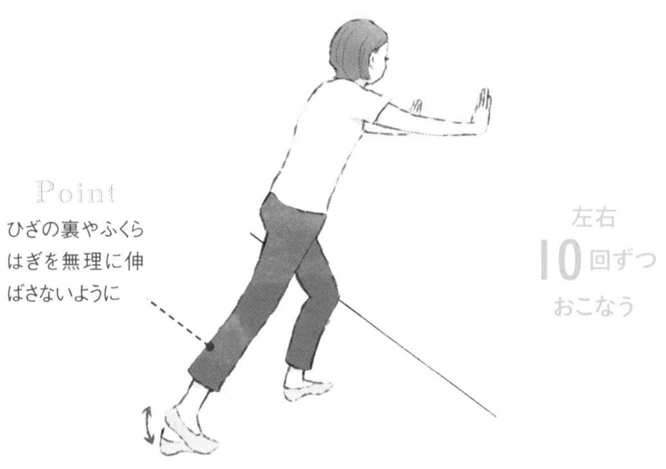

Point
ひざの裏やふくらはぎを無理に伸ばさないように

左右
10回ずつ
おこなう

〈 揺りかご式・足首体操 〉

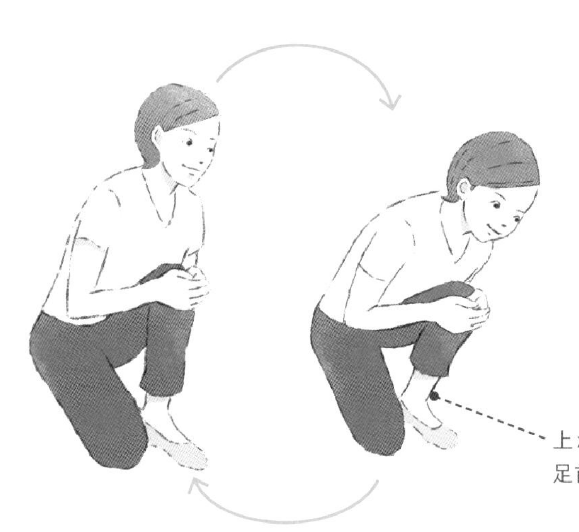

1

片ひざを立てて腰をおろし、両手でひざをかかえる。

ひざとつま先は同じ方向にそろえる。

2

曲げたひざに上体をのせて、足首を上から軽く押さえる。

からだを揺りかごのように揺らして1、2をくり返す。

左右
10回ずつ
おこなう

大腰筋

背骨から骨盤を通り、太ももの骨までをつなぐ大腰筋は、
内臓を正しい位置で安定させたり、動かしたりする働きがあります。
健康のために、弱らせないことが重要です。

女性にとって、とても大切な大腰筋を鍛えるトレーニング

〈 大腰筋トレーニング 〉

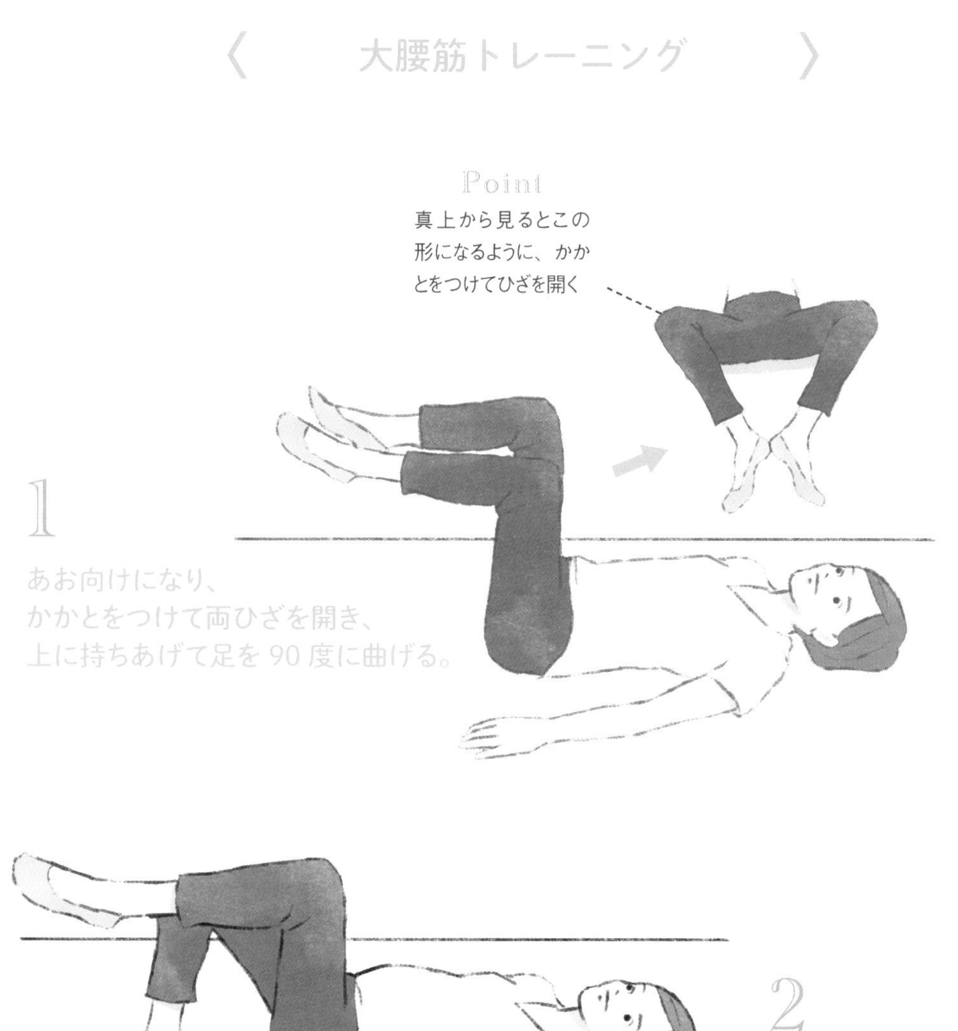

Point
真上から見るとこの形になるように、かかとをつけてひざを開く

1
あお向けになり、
かかとをつけて両ひざを開き、
上に持ちあげて足を90度に曲げる。

2
そのままの形で
片足を床につける。
足を交互に床につける。

左右4回ずつ足を床につける

こり・筋肉痛・腰痛はアロマでもケア!

アロマバスとアロママッサージが頼りになります!　アロマ活用術→ P.62 ～ 64

ストレス性の**こり**にはアロマバス こり固まったときはマッサージ

こりは、心の緊張からくるストレスが原因だったりもします。

ストレスからくるこりにはアロマバスが最適です。ひと握りの天然塩か、大さじ1杯のキャリアオイルに右のアロマオイルを合計5滴以内で混ぜてからお湯に入れます。ぬるめのお湯にゆっくり浸かって気持ちをほぐし、血行もよくしましょう。

血行促進作用の高いローズマリー、ジュニパー、レモン*などのアロマオイルでマッサージオイルを作り、肩や首をマッサージしても。手ごわいこりがほぐれます。

ストレス性のこりに効くアロマオイル

ラベンダー　からだにも心にも役立つ活用範囲の広いアロマオイル。

マージョラム　からだを温め、心も一緒にゆるめてくれます。

フランキンセンス　心を鎮静させてくれる香り。

スイートオレンジ　気分を明るくする香りで、リフレッシュに最適。子どもにも好かれる香り。

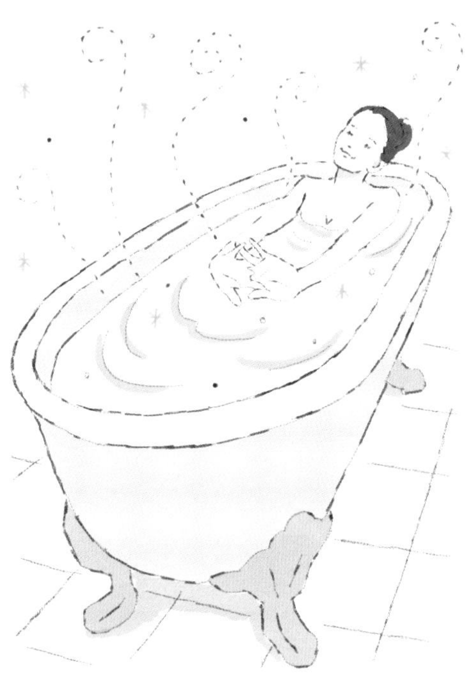

腰痛におすすめのアロマオイル

ラベンダー

ジュニパー

ユーカリ

ローズマリー

慢性的な**腰痛**にはマッサージオイル・ケア

保育者の職業病とも言える腰痛──。特に慢性的な腰痛は、マッサージオイルでケア。なでさするようにして塗ると、手のぬくもりで温まってよく浸透します。親指の腹やこぶしを握って、背骨のまわりを刺激してもいいでしょう。左のアロマオイルが血行を促進して痛みをやわらげてくれます。

（マッサージオイルの作り方→P.63）

筋肉痛は3タイプのケアを

筋肉痛のケアは、「今日は運動するぞ!」という日の予防、「今日はよくからだをつかった」というとき、「痛みが出てしまった」ときの3タイプ。

運動前に　筋肉を温めて可動域を広げてくれるレモングラスやユーカリでマッサージオイルを作り、腕、足、腰などに塗っておきます。

運動後に　運動でたまった乳酸の排出を促すジュニパー、レモン*、グレープフルーツ*などのアロマバスやマッサージを。

筋肉痛が出てしまったら　筋肉の痛みや痙れんをしずめるラベンダーやペパーミント*でアロマバスやマッサージを。痛みが出る前の予防に使ってもOK。

*レモン、グレープフルーツなど柑橘系のアロマオイルは皮膚への刺激があります。ペパーミントも刺激が強いので、いずれも使用は2滴までに。

第4章

笑顔がしぜんにこぼれる！

心を軽くするリセット術

「子どもの前ではいつも笑顔で！」とがんばりすぎていませんか?
心にたまった疲れは、いつか不調となってあらわれることが——。
重たいモードをリセットして、心を軽やかにするコツを教えます。

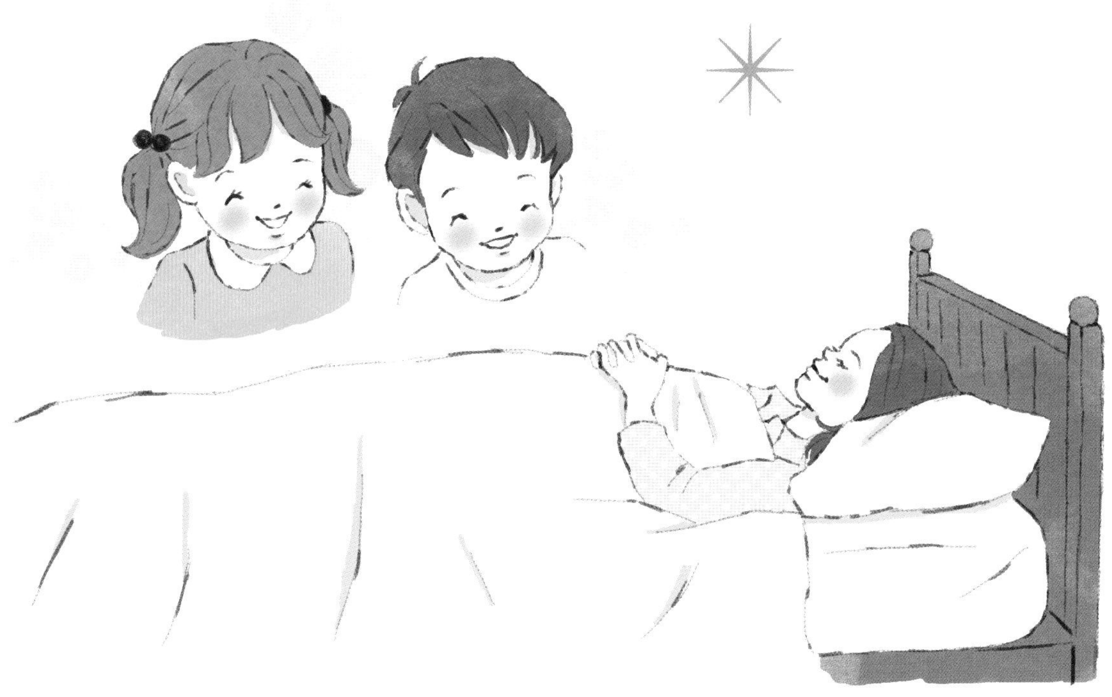

「私は私！」と自分を認めることが心の健康を支える土台

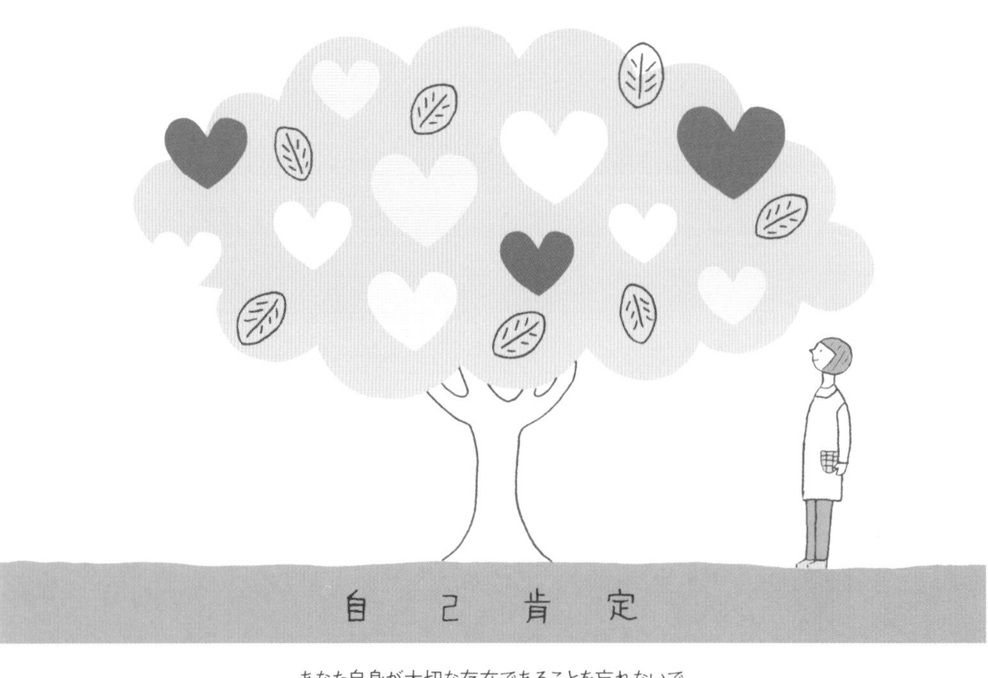

あなた自身が大切な存在であることを忘れないで

心が育っていないと自分に自信がもてない

子どもたちを見守る責任感や、保護者への気づかい――保育者の心はからだと同様、毎日ハードワークをこなしています。

女性であれば、それに加えて、女性ホルモンの影響を受けて揺れる不安定さにも対応していかなければなりません。そんな心のケアは、どのようにおこなえばいいのでしょう？

一つには、心は〝育てる〟必要があると言えます。厳しいことを言うなら、現代は心が充分に育っていない人が多いように見えます。20代、30代になっても「自分はダメ」と落ち込んでばかりだったり、安易にまわりに引きずられたり、何でも人のせいにするような生き方を身につけた人が増えているのではないでしょうか。もっとも気がかりなのは、「自分はかけがえのない大切な存在」「私は必要な人間」という自己肯定観をもてずにいる人です。

自分にOKを出して心を養いましょう

冒頭でも述べたように、〝健康〟とは、からだと心、生活がすべて満たされて生き生きとした状態です（→P.8「健康の木を育てましょう！」）。これはWHO（世界保健機関）が考える健康の定義ですが、心の健康なくして本当の健康を手に入れることはできません。

心を健康にする第一歩は、自分を好きになること、「私はこれでいい」と肯定すること。そこから日々のメンタルケアが始まります。ストレスは乗り越えたり、逃げたりしながら上手につき合いましょう。ほんの少し視点や考え方を変えるだけで、気持ちがぐんと楽になるもの。心にもよく効く処方箋がちゃんとあるので、やさしくケアしてください。

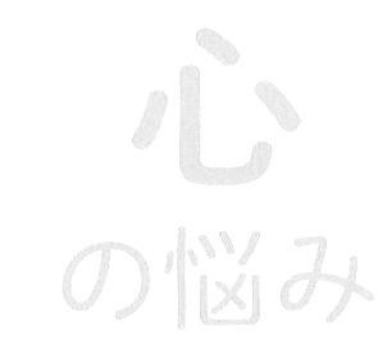

心が疲れているサインに気づいたら、
早めのケアが大切。
目に見えない問題でも、ケアする方法があります。

気力が出ない

やる気が出ない自分に〝怠け者〟のレッテルを貼っては逆効果です。思い悩まずにリフレッシュを！

「やらなくちゃ」がストレスになっている？

●どんな症状が出るの？

- □ **何に対しても意欲がわかない**
- □ **寝てもスッキリしない**
- □ **ため息ばかりついてしまう**

ホルモンバランスの乱れから「だるさ」を感じて、気力がなくなることもありますが（→P.102）、思い当たる原因がないのに「疲れる」、「やる気が出ない」ということも。

●気力が出ない原因は？

やらなくてはいけないことがたくさんありすぎて、逆に何もしたくなくなってしまうという経験はありませんか？　それは、「やらなくちゃ」という義務感が大きなストレスとなっているから。そんなとき「私ってダメだな……」と自分を責めると、心の疲労が増すばかりです。

■からだを動かしてみて

心のリフレッシュ法は人によって様々ですが、まず、考える前にからだを動かすことをおすすめします。「仕事でからだを使っているから」とプライベートで動かずにいると、ますます思い悩んでしまうもの。心とからだは密接につながっているので、軽いウォーキングや部屋の掃除をするだけでも、前向きな気持ちになれることがあります。

「やらなくちゃ」という思いをいったん手放すことがポイント！　日ごろから、「私はこれをすると元気になれる」というものをたくさんリストアップしておくと、早めの手当てができます。

go to hospital!!　こんなときは病院へ

20代、30代で更年期の症状に似ただるさや疲労感が続くなら、甲状腺機能低下症や膠原病などの心配もあります。婦人科や内科で検査を受けることをおすすめします。

私の〈トリセツ〉実践法！

「これをすると元気になれる」ものを書きとめてみて。それがあなたの〈取扱説明書＝トリセツ〉になります。

心が弱って気力がわかないとき、イライラしてやる気になれないとき、トリセツに書いたことを行動に移してみてください。

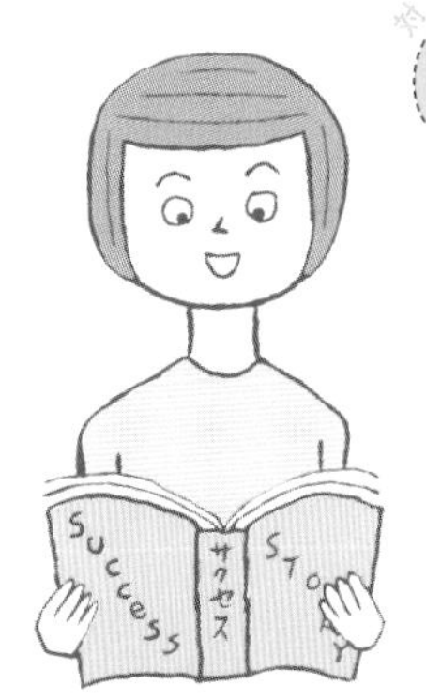

対馬ルリ子流　私のトリセツ

- とにかく外に出る
- 歩いたり、泳いだりする
- 友人とおいしいものを食べて、楽しくおしゃべり（合う約束をしただけで、気力が復活することも！）
- 「成功ストーリー」の本を読む
- 楽しいことを10個考える
- アロマキャンドルかお香に火をつける
- 好きな小物など、ちょっとした買い物をする
- 将来の計画を紙に書いてみる

落ち込み・気分のムラ

理由もなく落ち込んだり、悲しくなったり……。不安定さの原因は様々ですが、簡単なケアで効果があることも！

心の状態を「気分」と「体調」でチェック

思い当たる症状をチェックしましょう。

チェックした項目が多いほど、心のトラブルの深刻度は大！
ただし、チェックが少なくても、つらいときは一人で悩まずに専門家に相談しましょう。

体調をチェック

- □ からだがだるい
- □ 寝つきが悪く、寝ても目を覚ましてしまうことがある
- □ 寝ても疲れがとれない
- □ 息苦しくなることがある
- □ 便秘をしている
- □ ダイエットをしていないのにやせてきた
- □ 肩や首のこりがひどい
- □ いつも体調の悪さを感じる

気分をチェック

- □ ひどく落ち込んでいる
- □ 突然、泣きたくなることがある
- □ ささいなことでイライラする
- □ 何をするのもおっくう
- □ 食欲がない
- □ 趣味に興味がもてなくなってきた
- □ 自分が役に立たないと感じる
- □ 毎日がつまらない

"幸せホルモン"の分泌が減ると、気持ちが不安定に

月経（生理）前に心が不安定になる人は、PMSの症状と考えられます（→P. 86・91）。

プレ更年期からは、からだと同じように心の状態にも変化が起こります。これは、卵巣機能が低下して女性ホルモンの分泌が少なくなることが、脳の"セロトニン"の代謝に影響をおよぼすためです。

セロトニンは、別名・幸せホルモンとも呼ばれ、心身にやすらぎを与えてくれますが、不足すると精神的に不安定になりやすいとされています。セロトニンが不足している状態でストレスがかかると、症状は重くなります。

●どんな症状が出るの？

- □ **気分が落ち込む**
- □ **急に不安な気持ちになる**
- □ **人にあたってしまい、あとで自己嫌悪に陥る**
- □ **突然、泣きたくなることがある**

上のリストでさらにチェックしてみてください。

●落ち込みや、気分にムラが出る原因は？

小さな職場がほとんどの保育の現場は、人間関係の悩みが多いもの。さらに、育児や介護、経済的な問題など、強いストレスをかかえているときは、落ち込んだり、不安になったり、イライラしやすくなります。自覚していなくても、身近な人との別れや、引っ越しなどで生活環境が変わったことが大きなストレスになっていることも。

go to hospital!
こんなときは病院へ

症状が2週間以上続くようなら、うつ病の心配も。早めに神経科や心療内科などで医師の診断を受けましょう。

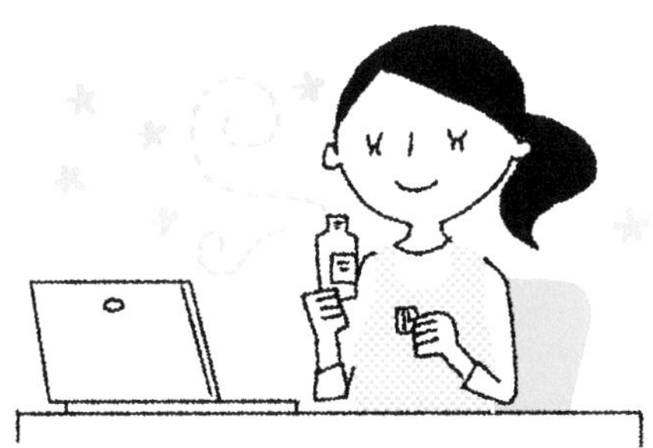

いつもどこかにアロマオイルのボトルを1本ひそませておき、気分を変えたいときは、直接ボトルから香りをかいでみて。

心に効くアロマオイル

ラベンダー
スイートオレンジ
どちらもリラックス作用と気持ちを明るくする作用があります。

イランイラン
緊張などで呼吸が浅くなっているとき、深い呼吸ができるように助けてくれます。強い香りなので使用は1滴にとどめて。

ベルガモット
気持ちが落ち込んだときに。

ネロリ
大きな悲しみがあったときに。

香りの刺激を脳に届けて

香りは脳に直接、働きかけるので、アロマセラピーは心のケアにとても効果的。次のいずれかの方法で脳に香りを届けましょう。③は①や②と同時におこなってもOKです。

①アロマポットでたく。

②アロマスプレーをひと吹き。スプレーボトルに無水エタノール10㎖とアロマオイルを10滴ほど入れてよく振り、精製水40㎖を入れてもう一度振って混ぜれば出来上がり。無水エタノール・精製水は薬局で購入できます。

③みぞおちのあたりを温湿布（→P.63）。

④ティッシュなどにアロマオイルを1滴たらし、机の上などに置いて香らせる。直接、鼻に近づけてかいでも。

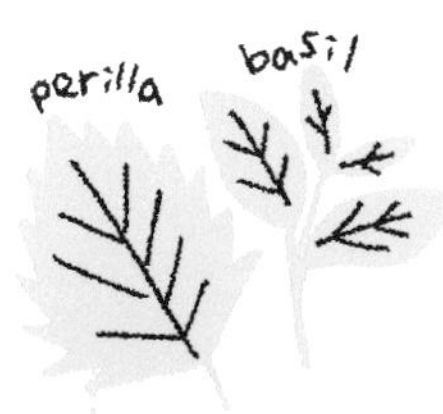

香りと栄養でリフレッシュ！

食事にもアロマテラピー効果をとり入れましょう。おすすめのハーブは「バジル」や「シソ」。落ち込んだ気分を明るくしたり、集中力を高めてくれる香りです。栄養面でも免疫力を高めるβ-カロテンや、女性にうれしい鉄分が豊富。料理にトッピングしたり、人気のバジルソースなどで積極的にとってみて！

どこでも「腹式呼吸」

心身の緊張をとき、リラックスさせる「腹式呼吸」は手軽にできるメンタルケアの一つ。不眠のトラブルをかかえているときは、寝る前に腹式呼吸をおこなうと効果的です（→P.55）。立ったままや座っておこなう際は、背筋を伸ばして深く呼吸。吸う時間の倍以上かけて息をゆっくり吐くのがポイントです。

■解決法はたくさんあります

落ち込んだりイライラしたときは、まず、客観的に原因を探ることが解決への近道です。

月経サイクルと関係していたり、「プレ更年期かしら？」と思ったら、一度、婦人科で相談を。

症状はそれほど重くないけれど、気分をスッキリさせたいというときは、「私の〈トリセツ〉実践法！」（→P.51）や、このページで紹介しているケアをおこなってみてください。次の3つもポイントです。

①からだの疲れをとる。

さらに軽い運動で汗を流すと頭をカラにでき、リフレッシュします。

②声を出して笑う。

笑いには、心身の緊張をといたり、免疫力を高める効果が認められています。おかしくなくても「わはは」と笑うと、脳が反応して効果を得られます。

③喫煙は、症状を悪化させる要因の一つ。禁煙することも大切です。

睡眠トラブル

眠れない……とあせると、ますます眠れなくなる睡眠の悩み。むずかしく考えるより、眠る前の習慣や、寝室環境を変えてみて！

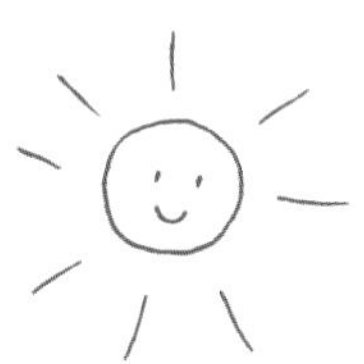

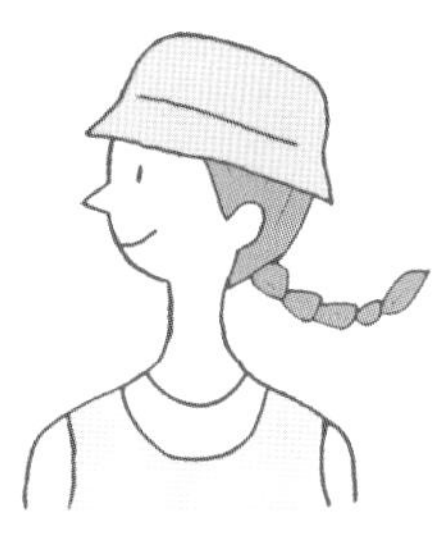

太陽の光を浴びた14時間後くらいに「メラトニン」が分泌され、その1〜2時間後に眠くなります。

自律神経を整え、眠りの質をアップ

●どんな症状が出るの？

- □ **なかなか寝つけない**
- □ **眠りが浅く、夜中に目が覚める**
- □ **いつも眠気を感じている**

眠れない悩みでかえって疲れてしまうことさえあります。

●睡眠トラブルの原因は？

私たちが頭で考えなくても、しぜんに呼吸できたり、血液が循環しているのは、自律神経がコントロールしてくれているからです。自律神経には、活動時に働く**交感神経**と、リラックス時に働く**副交感神経**があり、昼間は交感神経が活発で、夜になると副交感神経のほうがより働くようになります。

夜になって副交感神経へスムースに切り替われば、しぜんな眠りがおとずれます。寝つきが悪かったり、眠りが浅くなるのは、この切り替えがうまくいっていないことが主な原因です。

ちなみに、月経前に急な眠気におそわれることがありますが、これは脳が「休め」と指令を出していると考えられます。

●自律神経が乱れるのはなぜ？

夜になっても交感神経が活発なまま、副交感神経に切り替わらないのは、「自律神経のバランスが乱れている」状態です。精神的な悩みをかかえていたり、からだが疲れすぎていたり、様々なストレスが自律神経のバランスを乱します。

また、自律神経と、女性ホルモンの分泌は同じ間脳の視床下部でコントロールされています（→P. 11）。そのため、ホルモンバランスが常に変化している女性は、男性よりも自律神経が乱れやすくなるのです。

良質の眠りを得るために

副交感神経のスイッチを入れるには、夜、眠りにつくまでのリズムが特に大切。左ページでふだんの習慣をチェックしてみてください。

そして、朝の習慣も大切です。眠くなるホルモンが分泌されるためには、朝、日光を浴びる必要があるからです。休日に遅く起きると、日光を浴びないことでリズムがくるうので、寝坊はほどほどに。

go to hospital!! こんなときは病院へ

プレ更年期の睡眠トラブルには、低用量ピルやエストロゲン剤で改善することがあるので婦人科で相談を。また、「充分寝ているのに眠くて仕方ない」という場合は、「睡眠時無呼吸症候群」の可能性があるので、睡眠外来などを受診してください。

眠る前の 腹式呼吸リラックス法

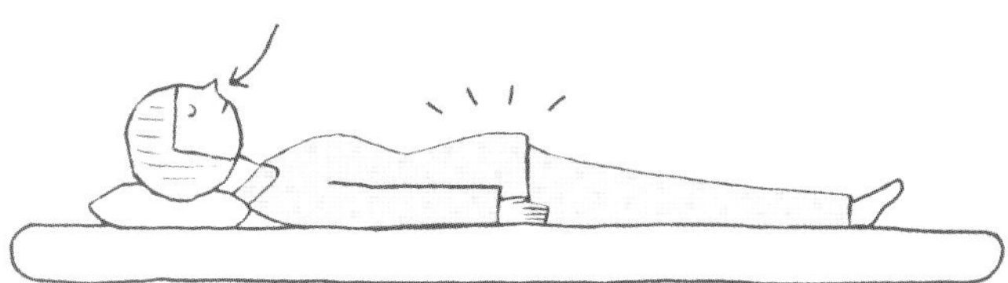

ふとんに入ったら、あお向けになって目を閉じます。

スーッと息を吐き切ったら、1～2秒止める。

息を吸いながらおなかをふくらませて、また1～2秒息を止める。

3～4回くり返す

自律神経の交感神経が副交感神経に切り替わり、心地よい睡眠に入っていける呼吸法です。横向きでやってもOK。

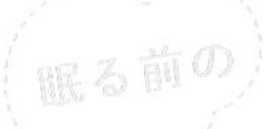

眠る前の 習慣&環境チェック

ふだんの習慣や寝室環境が眠りを妨げている可能性もあります。

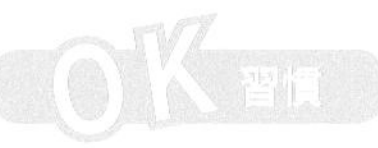

OK習慣	NG習慣
カモミールなどの安眠作用のあるハーブティーを1杯。	コーヒー・紅茶・緑茶などカフェインの多いものや、アルコールをたくさんとる。
テレビやパソコンは寝る1時間前に消す。	寝る直前までテレビやパソコンを見たり、ゲームをする。
ゆっくりと目を閉じ、深呼吸をしてリラックス。	その日にあったいやなこと、つらいことをあれこれ思い出す。
間接照明などを利用した少し暗めの明かり。	蛍光灯の明るい照明。
厚手のカーテンなどで騒音を防いだ静かな寝室。	騒音が入る寝室。
快適な寝具。	枕が合っていない。寝具が暑すぎたり寒すぎたりする。

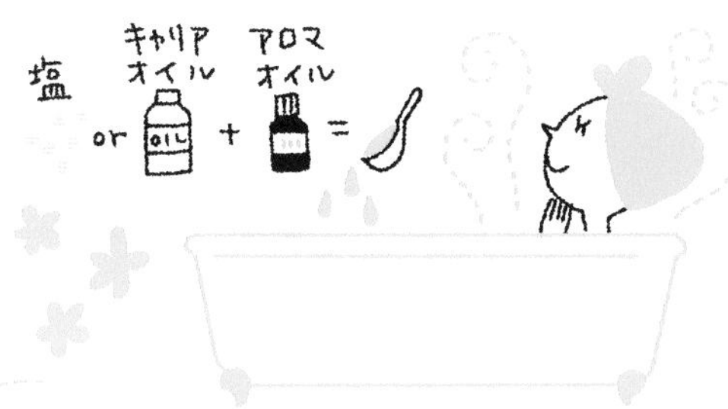

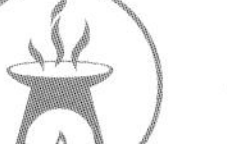

アロマバスのすごい効果！

気持ちよく眠りを誘ってくれるのが〈アロマバス〉。立ちのぼる香りが脳をリラックスさせ、肌からアロマオイルの成分が浸透し、お湯の温かさと浮力感が心をやわらげてくれます。

ひと握りの天然塩か大さじ1杯のキャリアオイルに、左のアロマオイル2～3種類を合計5滴以内で混ぜてお風呂に入れます。香りは慣れると感じ方が鈍くなるので、2週間ほどでブレンドを変えるとより効果的です。
（→P.62 ～ 64）

眠りを誘うアロマオイル

- ラベンダー
- マージョラム
- ユーカリ（鼻づまりで呼吸が苦しいとき）
- フランキンセンス
- サンダルウッド

"枕に1滴"もおすすめ

ティッシュやコットンにアロマオイルを1滴たらして、枕元に置いたり、枕カバーの内側に入れると、アロマがほんのり香り立って安眠を誘います。

◆入浴の温度とタイミング

お湯の温度は、41.5℃以上になると交感神経のスイッチが入ってしまうので、おすすめの温度は38.5～40.5℃くらい。

また、眠りにつくとき、からだは熱を放出して、からだの奥の温度＝「深部体温」を下げます。ちょうど深部体温が下がり始めるころにふとんに入ると、すぐに眠りにつけるので、寝る直前ではなく就寝の30分～1時間前が入浴のベストタイミングです。

過食・食欲がない

PMSやストレスが原因であれば、気分転換や女性ホルモンのバランスを整えるケアをしましょう。

症状によっては専門家に相談を

●どんな症状が出るの？

- □ **月経（生理）前に食欲が増す**
- □ **食欲を抑えられない**
- □ **食べる気が起きない**

食べても満腹感がない、食べて戻すなどは危険な症状です。

「食べたい！」気持ちを抑えるツボ

食欲を抑えられないときは、ダイエットのツボ「飢点（きてん）」を刺激してみましょう。食事の15分前くらいに1分ほど押すと、食欲をしずめてくれます。

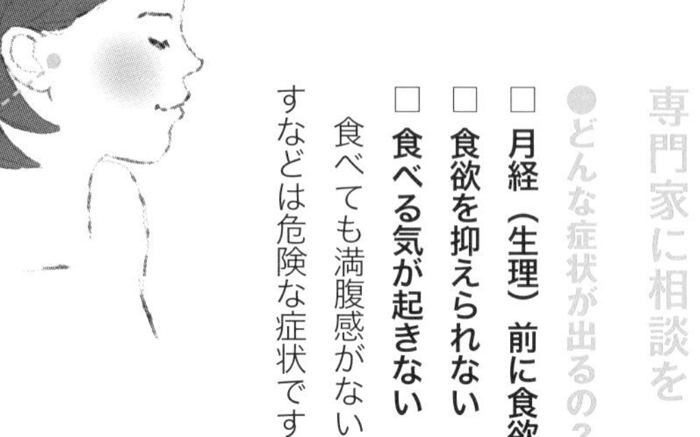

飢点　耳の穴の手前の、とがっている部分やや下側のくぼみにあります

●過食・食欲不振の原因は？

月経前や月経中に甘いものがほしくなったり、食欲が増して食べすぎてしまうことがあります。反対に、月経中には食欲が落ちる人もいます。これは女性ホルモンの影響で、摂食障害とは異なりますから、あまり心配はいりません。

また、女性は悩みごとをかかえていたり、疲れがたまったときなどに、過食や食欲不振になることもよくあります。

過食症や拒食症は、ストレスから食べすぎて自己嫌悪に陥ったり、体重が増えることを恐れて食べられなくなるなどの摂食障害です。コントロールすることがむずかしいので、専門家の助けが必要になります。

■「食べたい」気持ちを抑えるには

ウォーキングやストレッチなど、からだを動かして気分転換をはかったり、ゆったりしたバスタイムを楽しんで。また、ついつい食べ物に手がのびるという人は、テレビを見るときもマッサージをするなど、手を使う作業をしましょう。甘いものが食べたくなったら、製氷皿で凍らせたジュースなどを一つだけ食べるのもよい方法です。

■月経中の食欲不振には

少量でも栄養価の高いものや、食欲を促進する香りのよい料理を食べましょう。短い期間でも栄養が不足してしまうのはよくありません。

■PMSには月見草オイルを

月経前に過食するのは、PMSの症状。γ-リノレン酸が豊富な月見草オイルのサプリメントをとるのもおすすめです（→P. 86）。

go to hospital! こんなときは病院へ

食事の量は増えているのに体重が減る、のどが異常に渇く、疲れやすい、動悸や息切れなどの症状は、糖尿病や甲状腺機能亢進症のことがあるので、早めに内科で検査を受けてください。

生活にとり入れたい「認知療法」のエッセンス

「私ってダメだな……」とネガティブに考えがちな傾向を
前向きにとらえるよう変えていく作業です。

“合理的に考える”と心の荷物が軽くなる

「認知療法」は、うつ病などの治療にもとり入れられている治療法です。通常は医師やカウンセラーの指導のもとでおこないますが、ここでは日常的に自分でできるエッセンスを紹介します。

基本的なやり方は、①ネガティブな出来事に対して、ふだんはどのように考えるかを記録する→②その出来事を合理的に考えると、どのようにとらえられるかを書く→③結果として、どんな気持ちになるかを書く——という流れです。

下に例を示しますので、これを参考にして、落ち込むようなことがあったときに書いてみてください。

“今までの考え方”と“合理的な考え方”を並べて見ると、今、起きていることをきちんと把握でき、気持ちを整理しやすくなります。このプロセスを経ることで、落ち込んだりイライラしたりしない、軽やかな心を保ちやすくなります。

《認知を変える記録法》

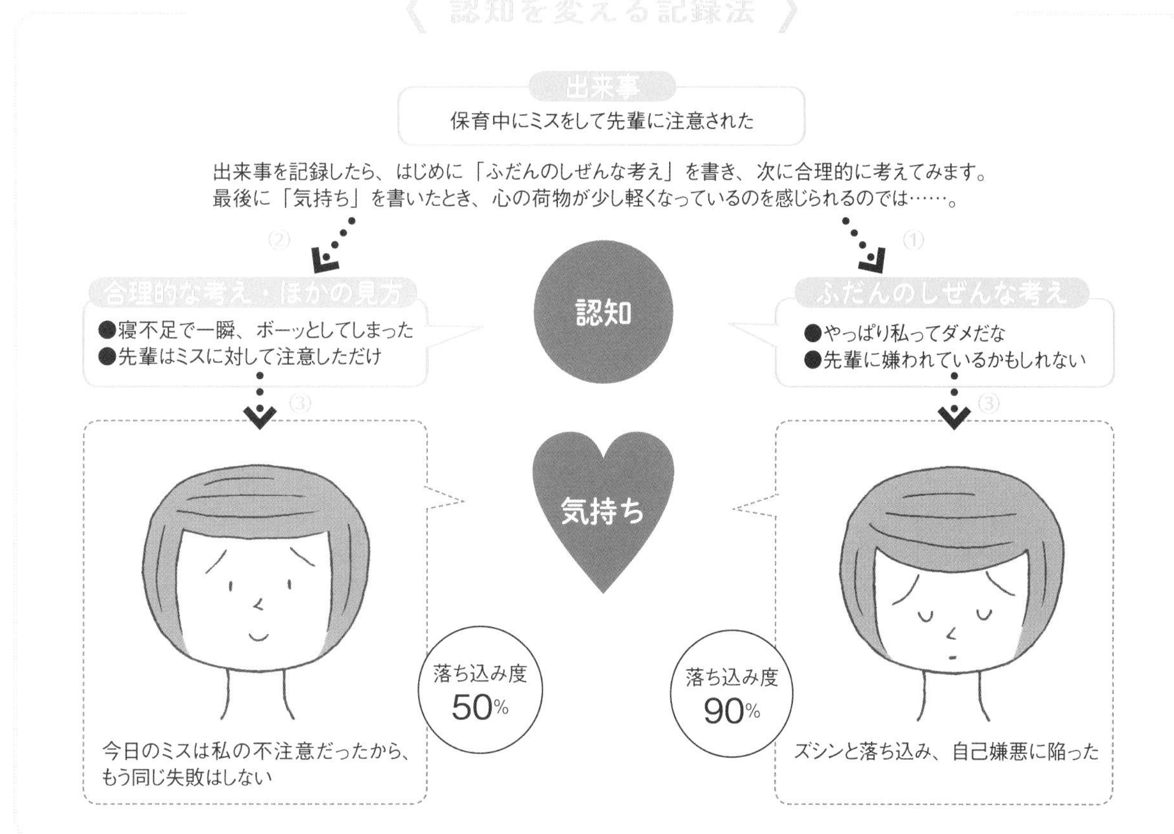

出来事
保育中にミスをして先輩に注意された
出来事を記録したら、はじめに「ふだんのしぜんな考え」を書き、次に合理的に考えてみます。
最後に「気持ち」を書いたとき、心の荷物が少し軽くなっているのを感じられるのでは……。
①
ふだんのしぜんな考え
●やっぱり私ってダメだな
●先輩に嫌われているかもしれない
②
合理的な考え・ほかの見方
●寝不足で一瞬、ボーッとしてしまった
●先輩はミスに対して注意しただけ
認知
気持ち
③
③
落ち込み度
90%
ズシンと落ち込み、自己嫌悪に陥った
落ち込み度
50%
今日のミスは私の不注意だったから、
もう同じ失敗はしない

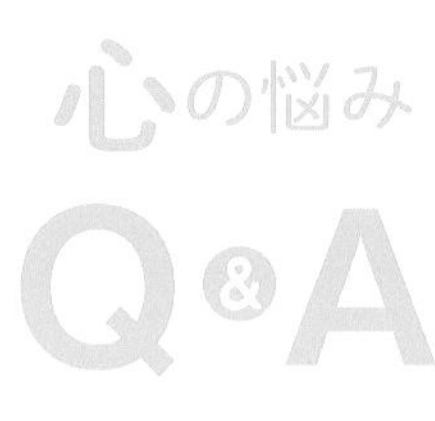

心・からだ・社会とのかかわりを総合的にとらえた〝健康〟の視点から、保育者のみなさんの悩みにお答えします。

Q1 保護者に理解してもらえず心が折れそうなときがあります

保護者の中に、連絡帳でとても辛らつなことを書いてくる人がいます。先輩にも相談して、理解してもらえるように努力しているのですが、一生懸命やっても伝わらないと、ときどき心が折れそうになります。

A 理解してもらえないのが「社会」。でも、あなたの誠実さは最後に必ず相手に届きますよ。

すべての人に理解してもらうのは無理と、まず覚悟を決めましょう。わかる人はわかるけど、どうしてもわからない人もいる、それが社会です。一生懸命にやって伝わらなければ、まずは、そういう人もいるとあきらめてください。人の顔色をうかがわなくても、あなたの価値は減りません。あなたはあなたでいいのです。

しかし、子どもに対して真剣に向き合ってくれている保育者の情熱や愛情は、じわじわとその保護者に伝わっていくものです。まずは、あなた自身の人間性をみがき(人のふり見て我がふり直せ、と言うではありませんか?)、愛情をもって子どもとしっかり向き合いましょう。

小さなことは忘れ去られても、最後にあなたの誠実さだけは、必ず相手に届くと思いますよ。

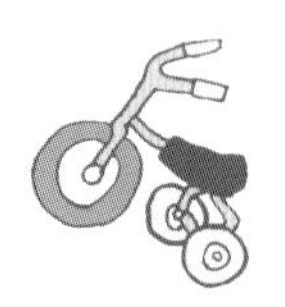
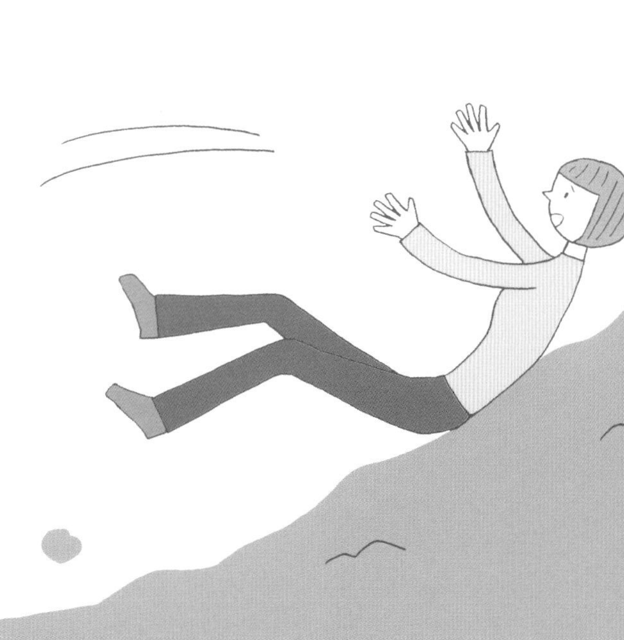

Q2

仕事を終えたらリラックスしたいのに、うまく気持ちを切り替えられません

一緒に組んで保育をしている同僚の言動にイライラしたり、年上の保護者に気をつかったり、ずっと神経が張っています。子どもたちの降園後はデスクワークをしてクタクタになって帰り、家でも気持ちを切り替えられません。

A

遊びも仕事のうち！あなたらしい切り替え法を見つけてください。

仕事をしているときには、当然神経が緊張していますよね。誰もがクタクタになって帰路につきます。翌朝までにどう疲れをとり、エネルギーをチャージするか？これは、勤め人の永遠の課題です。サラリーマンのお父さんが、会社帰りに赤ちょうちんによって焼き鳥で一杯。これも一つの賢い切り替え法です。

それでは、あなたらしい切り替え法は何でしょうか？ぜひあまり時間もお金もかからない、そしてリラックスして気分もよくなる方法を編み出してください。本書で紹介しているストレッチやアロマケアでからだとともに気分も変えたり、映画やコンサートに行く、マッサージ屋さんに寄る、スポーツクラブやスーパー銭湯に行く、などなど……いろいろな方法があるでしょう。

ただ真面目に家と仕事場を行き来するばかりでなく、1日1時間のブレイクタイムをつくりましょう。遊びも仕事のうちです！仕事を忘れて、からだも心もリフレッシュすれば、新しい力が湧いてきてまた元気に仕事に向かえます。それが、楽しく仕事を続けていくコツとも言えるのです。

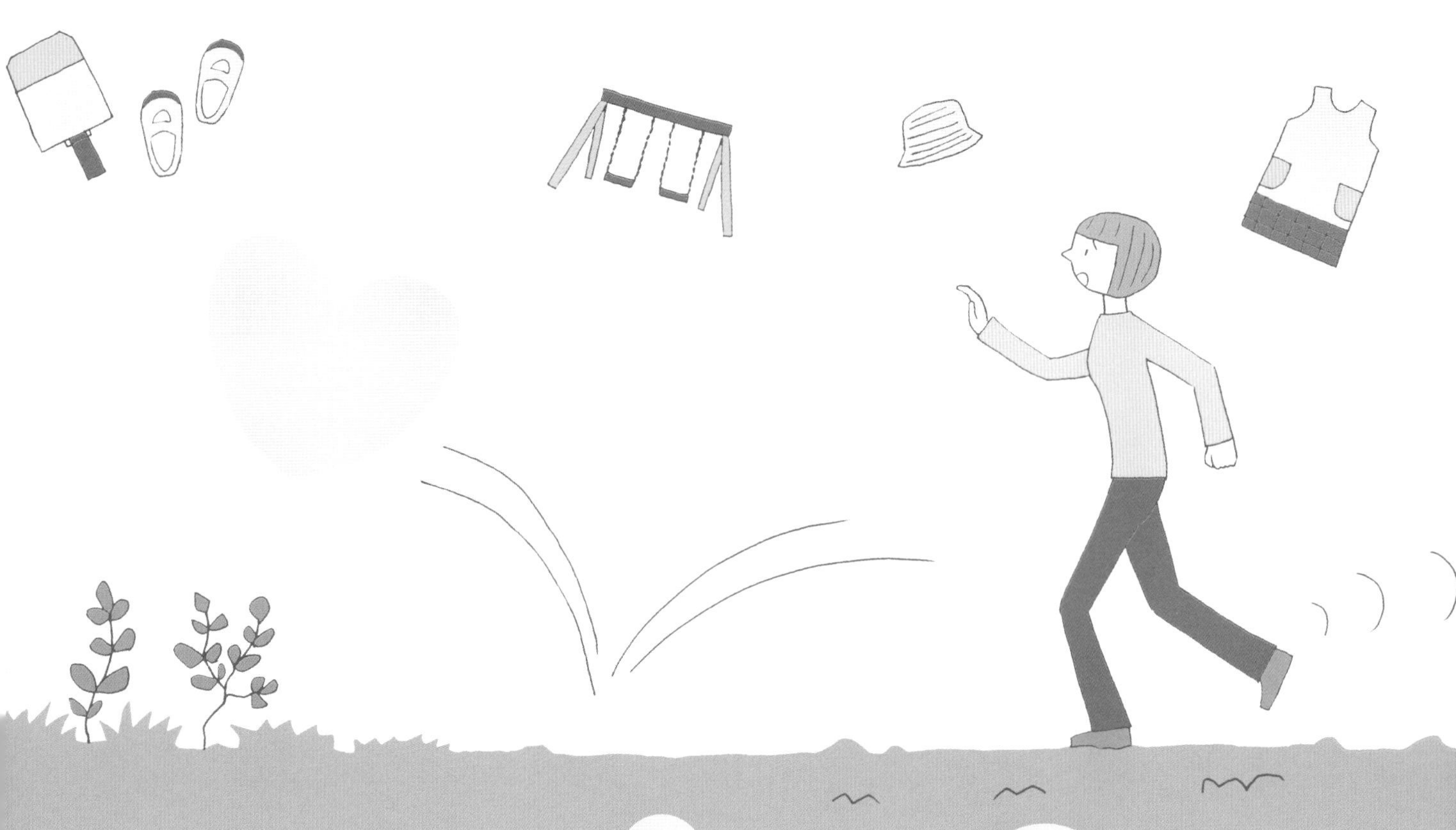

Q3 2年目の新米保育者ですが、どうしても人の目が気になってしまいます

一人のときは子どもとしぜんに向き合えるのに、ほかの職員や保護者がいると「この言葉づかいでいい？」「この対応でだいじょうぶ？」と気になってばかり。もっと自信をもって自分らしくふるまいたいのですが。

A 今は修行のとき。「ようし、どんどん失敗してやろう」と覚悟を決めましょう。

まだ2年目、新米さんですね。誰にでも新人のときはあり、最初はびくびく、おどおどしているものです。でも、あせる必要はありません。なぜなら、3年たてば3年生になり、6年たてば6年生になるように、保育者もしぜんにベテランになっていくからです。

あなたが尊敬する先輩保育者も、堂々としているお母さんも、最初はあなたと同じだったのです。しかし、今はとにかく勉強、そして修行のときです。何に対しても、「すみません、教えてください」「そうなんですか、ありがとうございます」と謙虚に、熱心に学ぶ態度をもっていれば、誰もが好感をもって教えてくれます。「なあに、こんなことも知らないの？」「何度も言ったでしょう？」──そう言われても、「てへへ」でいいのです。無知や失敗を恐れないで、「ようし、どんどん失敗してやろう」と覚悟を決めてください。そして、書籍や雑誌もなるべくこまめに読み、講座やセミナーにも積極的に参加しましょう。知識が増えればしぜんに自信が出てくるからです。

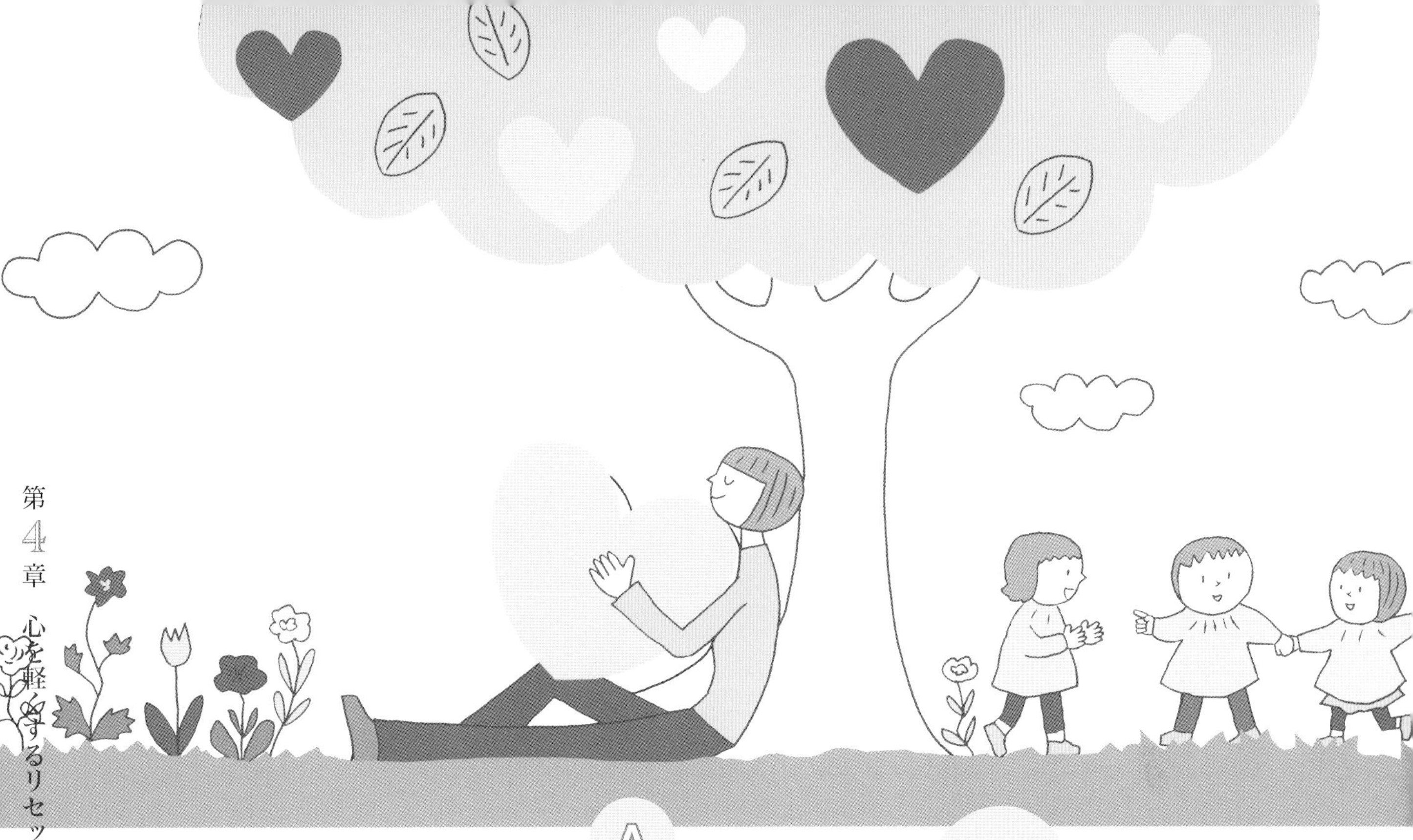

Q4 個人的な悩み事のために子どもの前で笑顔になれないことが……

子どもと一緒にいるときでも、個人的な悩み事が頭をよぎって、暗い気持ちになることがあります。それではダメだとわかっているのに、うまく笑顔にさえなれなくなってしまって。こんな自分がイヤになります。

A ネガティブな感情とも素直につき合って。まわりとシェアしてもいいのです。

自分をダメダメと思っていると、ますます暗いお顔になってしまいますよ……きっと子どもたちも心配そうにあなたの顔色をうかがっているでしょう。

でも、悩みが態度や表情に出てしまうのは、あなたの素直ないいところでもあります。どんな人にも悲しいこと、つらいことはあるもの。素直にネガティブな感情ともつき合い、それをまわりとシェアしてもいいのです。事情は話さなくても、悲しいとき、つらいときに、子どもたちや同僚がそっと寄り添ってくれる関係こそ、あたたかい人間関係ではないでしょうか？　そして、あたたかい人間関係に支えられ、悩みを克服していったときこそ、本当の自信が出てくるものです。

悩みを内側に押し込め、一人で耐えなくてもいいんだと、まずは思ってください。きっとたくさんのまなざしに励まされている自分に気づけると思います。

からだ・心・キレイのための アロマ活用術

アロマオイルの芳香成分は、脳に直接働きかけて、様々な不調を改善してくれます。
気分を変えたいときや、キレイにみがきをかけたいときも大切なサポート役に。

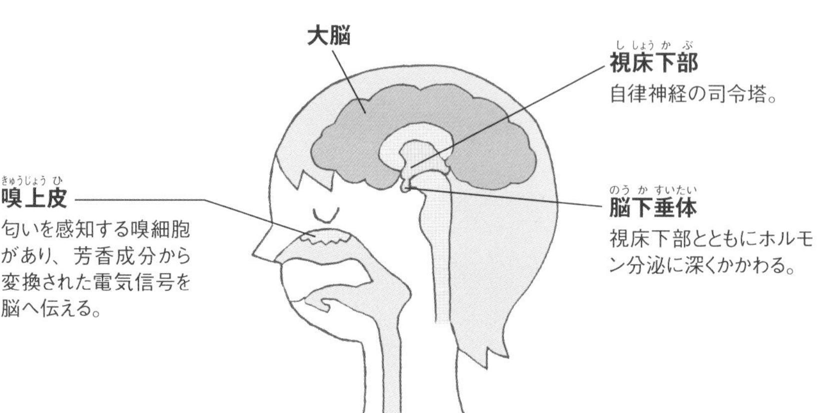

アロマオイル（精油）が心とからだに働くしくみ

アロマオイルは、植物に含まれる芳香成分を抽出して集めたもの。花、葉、果皮、樹脂など植物の様々な部位から抽出されます。

純度100％のアロマオイルは、正式には精油またはエッセンシャルオイルと呼びますが、本書ではアロマオイルと表記します。アロマセラピーでは必ず純度100％のものを使用してください。

アロマオイルは、三つのルートから心とからだに働きかけます。

一つめは、鼻から脳へ。芳香成分は電気信号に変わり、大脳の中心部から視床下部、脳下垂体へと伝わって、自律神経やホルモンのバランスにも影響を与えます。

二つめは、鼻から肺へ。アロマオイルには抗菌作用があり、芳香成分を吸い込むことで気管や肺がクリーンになるため、風邪などの予防にも役立ちます。

三つめは、皮膚から皮下組織や血液へ。皮膚から浸透した芳香成分は、肌からからだ全体に働きかけます。

アロマセラピーをおこなうときの注意事項

アロマセラピーは、長い伝統をもつ自然療法の一つ。本書では様々なセルフケア法として紹介しています。必ず次の注意事項を守っておこなってください。

① 肌にふれる使い方をするときは、キャリアオイルなどで希釈する（→P.63）。＊ラベンダーとティートリーのみ原液で使用可。

② 3歳未満の子どもは、芳香浴以外の使い方はしない。3～14歳くらいまでは大人の10分の1から2分の1の濃度に。

③ 妊娠中または持病などがあるときは使用を控えたほうがよいアロマオイルがあるので個別に確認を。

④ 柑橘系のアロマオイルを使用したときは4～5時間、直射日光を避ける（日光に当たるとシミになることがある）。

⑤ 使用前にパッチテストをおこなう（→P.63）。

基本のアロマケア

アロマオイルは香りを吸うだけでなく、
様々な使用法があります。基本的に2〜3種類を
ブレンドして使うようにすると相乗的な作用を得られます。

湿布（温湿布＆冷湿布）

こりをほぐしたいとき、血行をよくしたいときなどは温湿布を。洗面器に50℃弱のお湯を入れて、アロマオイルを3滴ほどたらします。タオルの両端をもってお湯に浸し、アロマオイルが付着した部分が内側になるようにたたんで絞ったら、気になる部分に当てます。日焼け、打ち身、筋肉痛など炎症をしずめたいときは冷湿布を。お湯のかわりに常温の水でおこないます。

アロマバス（全身浴＆部分浴）

リラックスしたいときは38 〜 40℃くらいのぬるめのお湯、元気を出したいときは41 〜 42℃くらいのお湯にアロマオイルを6滴以内で入れて入浴を。直接アロマオイルを入れると肌に付着して刺激になることがあるので、キャリアオイルか天然塩などと混ぜてから入れるのがおすすめ。

手や足だけを温める部分浴をするだけでも全身の血行がよくなります。「手浴」は洗面器に、「足浴」はバケツやバスタブにくるぶしの上までのお湯を入れ、1〜3滴のアロマオイルを。「手浴」は手のケアにも最適です（→P.79）。

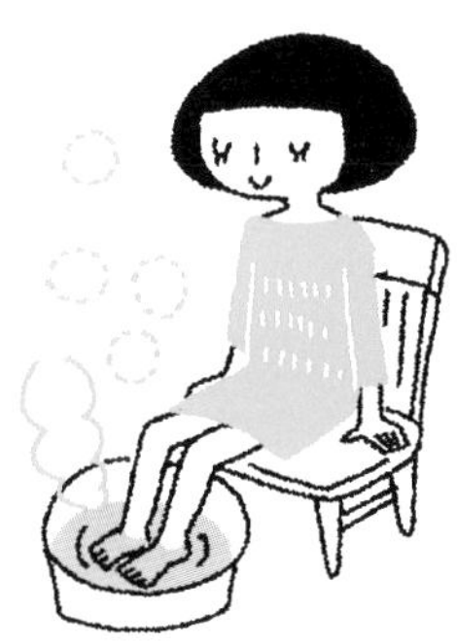

ほかにこんな使い方も！

- マウスウォッシュ→P.21
- アロマスプレー→P.53
- スチームアロマ→P.69
- クレイパック→P.71
- デオドラントパウダー→P.78

パッチテストの方法

10mℓのキャリアオイルにアロマオイル1滴を混ぜ、腕の内側に塗って12時間様子をみる。変化がなければ使ってOK。赤くなったりかゆみが出たら洗い流し、そのアロマオイルの使用をやめる。

芳香浴

アロマポットやディフューザーなどを使って部屋に香らせます。使用するアロマオイルは6畳ほどの広さで3〜6滴くらい。吸い込んだ芳香成分が脳に働きかけます。空気を浄化する作用も。

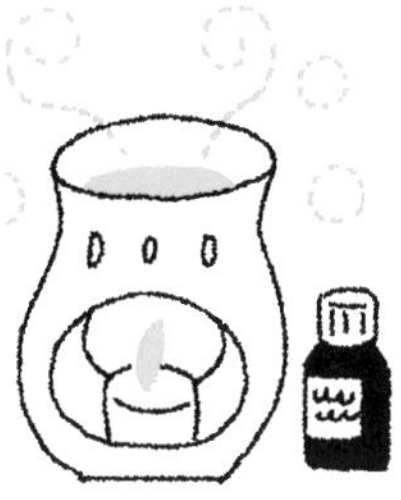

吸入

マグカップなどにお湯を入れ、アロマオイルを2〜3滴たらし、目にしみることがあるので目は閉じて、口と鼻から蒸気を吸い込みます。ハンカチやティッシュに含ませたり、びんをそのまま鼻に近づけて香りを吸い込んでもOK。特に呼吸器系の不調に効果的です。

塗布（マッサージオイル）

キャリアオイル（→P.64）にアロマオイルを入れて混ぜ、肌に塗ったりマッサージしたりします。顔、全身、髪のケアのほか、肩こりや便秘解消のマッサージなどにも。肌が弱い人やフェイシャルケアは濃度1％以下、ボディケアは濃度2〜3％以下になるようにします。

キャリアオイル	アロマオイル		
	1%	2%	3%
5mℓ	1滴	2滴	3滴
10mℓ	2滴	4滴	6滴
15mℓ	3滴	6滴	9滴
20mℓ	4滴	8滴	12滴
30mℓ	6滴	12滴	18滴

＊アロマオイルのびんには「ドロッパー」がついていて、
1滴が約0.05mℓで出るようになっています。

アロマ カタログ

初心者や女性が使いやすいアロマオイルを紹介します。

イランイラン

エキゾチックな甘い香り。女性ホルモンの分泌を促してバランスを整えるように働きます。緊張をやわらげ、疲れた心をほぐす作用も。皮脂バランスを整えるのでスキンケアにも。

＊香りが強いので1回の使用は1滴までにしてください。

ゼラニウム

バラに似た甘い香りで、気持ちをリラックスさせながら明るく元気づけてくれます。ホルモンバランスを整える働きがあり、PMSやプレ更年期のイライラ、月経痛などをサポートしてくれます。足がむくんだときのマッサージにもおすすめ。

ペパーミント

清涼感のある香りで、男性にも使いやすいアロマオイルです。神経の疲労を回復させ、気持ちをリフレッシュさせます。抗菌作用にすぐれ、口臭や体臭の予防にも適しています。

＊刺激が強いので量を少なめにして注意して使ってください。

ローズマリー

清涼感のある香り。集中力や記憶力を高めるのに役立ちます。血行を促すので、冷え、筋肉痛、目の下のくまの改善はマッサージやアロマバスで使用を。また、美髪のハーブと言われ、ヘアケアに最適です。肌の引きしめ作用もあります。

ラベンダー

応用範囲が広く、最初にそろえたいアロマの一つ。淡く香らせると気持ちをしずめ、不眠の悩みもサポート。日焼け、やけどなどの炎症を抑えたり、頭痛、月経痛、肩こりなどの痛みをやわらげます。

＊妊娠初期の人は使用しないでください。

スイートオレンジ

甘くさわやかな柑橘系の香り。緊張をほぐし、気持ちを明るくしてくれます。血行を促進したり、消化不良や便秘の改善など胃腸にも作用。

＊スキンケアにも適していますが、肌につけて4～5時間以内に紫外線を浴びるとシミの原因になるので要注意。

ネロリ

オレンジの花から抽出される、上品なフローラルの香り。抽出される量が少ないため高価ですが、肌のアンチエイジングにとって心強い味方。細胞の再生を促し、うるおいと弾力を与えます。また、心の不安や悲しみをやわらげてくれます。

クラリセージ

干草のような香り。血行を促進してからだを温めたり、ゆるめたり、心を落ち着かせます。ホルモンバランスを整えるので、PMSやプレ更年期からの症状の軽減にも。

＊月経中は経血量を増やすことがあるので使用を避けてください。

そのほかおすすめのアロマオイル

マージョラム、ティートリー、ユーカリ、レモングラス、ネロリ、カモミール、ベルガモット、レモン、サンダルウッド、サイプレス、パイン、ジュニパー

アロマオイルと一緒に使いこなして！

クレイ（粘土）

クレイを使ってパックをすると、汚れや余分な脂質を吸着し、肌の新陳代謝を高めて透明感をアップしてくれます。

（クレイパック→P.71）

ハーブ

ドライハーブやハーブティーも心とからだに元気を与えてくれます。

（ハーブティーでアイパック→P.104）

フローラルウォーター（芳香蒸留水）

芳香成分を水蒸気蒸留法で抽出する際、水蒸気を冷却するとアロマオイルとフローラルウォーターに分離します。そのまま化粧水として使ったり、キャリアオイルやアロマオイルを入れてオリジナルローションも作れます。ローズウォーター、ラベンダーウォーター、ネロリウォーターなど様々な種類があります。

キャリアオイル

精油を肌につけるときなどは、植物油で希釈してから使用します。その植物油はアロマオイルをからだに“運ぶ”役割をすることから、キャリアオイルと呼ばれます。肌なじみのよいスイートアーモンドオイルや、クセがなくどんな肌タイプの人にも使いやすいホホバオイル、肌の修復作用に優れたローズヒップオイルなどがおすすめです。

第5章

子どもとふれ合いながらキレイに！

ナチュラル&しっかり美容術

子どもとのスキンシップが多いから、スベスベの肌でいたい。
でも、敏感な子どもの肌にふれるから、がっちりメイクはNG！
常に“健やかな素肌”でいるためのスキンケア法を学びましょう。

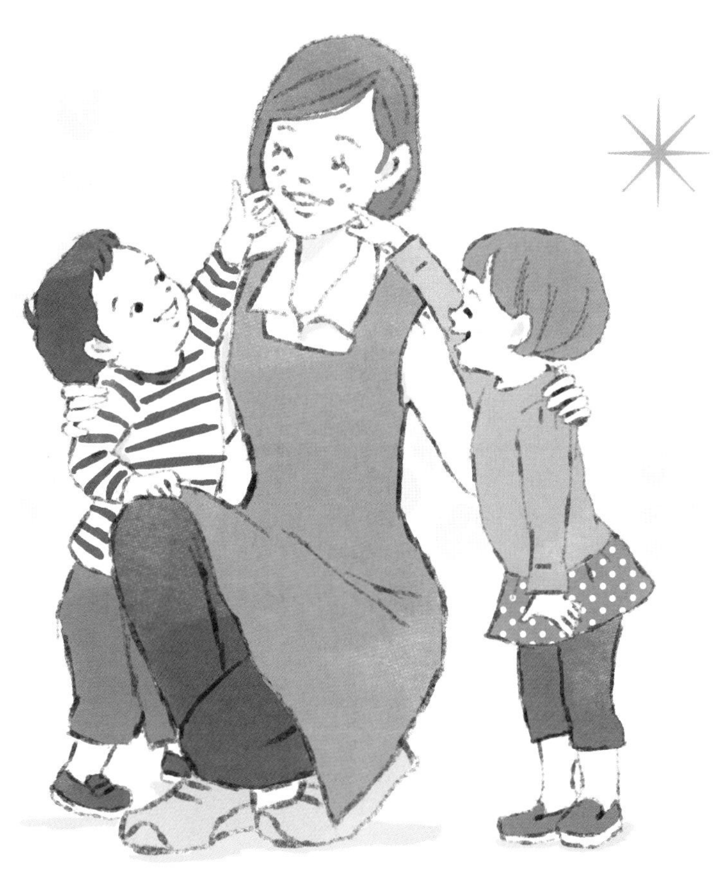

美肌ホルモンのバランスを整え、からだの内と外からキレイになる

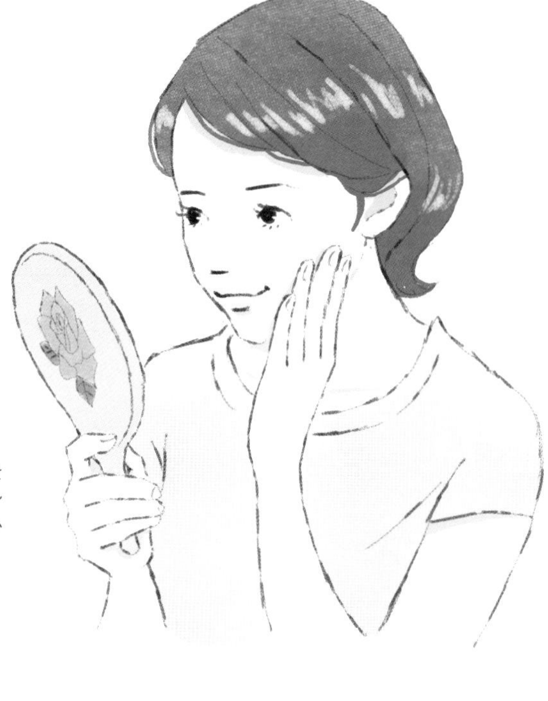

女性ホルモンのバランスを整え、からだの中からもキレイをサポート。子どもに安心してふれ合える素肌へ

子どもの肌にやさしいナチュラルケアを

朝は早くからスタート、日中は屋外で過ごす時間が長く、夜家に戻るころはヘトヘト……。保育者の日常には、肌へのストレスになる要素がたくさんあります。でも、やはりキレイでいたいですし、子どもとのスキンシップが多いことを考えると、できるだけナチュラルな方法で、かつ、しっかりケアできる美容術を身につけたいですね。

最近は、基礎化粧品やメイクアップ化粧品、日焼け止め剤なども化学的成分の少ないものが増えてきました。〝子どもの肌にやさしい〟という視点で見ると選びやすそうです。

不調は肌に出る！からだの中から美肌に

「肌は内臓の鏡」と言われます。便秘で肌が荒れたり、胃の調子が悪くて口元に吹き出物ができたなどの経験はありませんか？　肌の調子はからだの状態を知らせるサインです。健康な素肌づくりには、洗顔や保湿といった外側のケアだけでなく、からだの内側からのアプローチがとても重要。栄養バランスのよい食事や、質のよい睡眠など生活習慣のすべてが「キレイのもと」になります。

エストロゲンがふっくら美肌のカギ

からだや心と同じく、肌の健康にも女性ホルモンの影響を受けます。排卵後から次の月経までの黄体期は、肌が荒れやすい時期（→P. 12・68）。また、〝キレイホルモン〟のエストロゲンは、ハリのある肌を支える「コラーゲン」の生成に欠かせません。加齢やストレスなどで減少すると、コラーゲンが充分につくられず、肌のうるおいや弾力が失われ、トラブルも起こりやすくなります。

日焼け

保育の現場には、美肌の大敵・紫外線がいっぱいだから、
安心して子どもとふれ合えるナチュラルUVケアでガード！

低刺激のUVケア化粧品、服あとケアも徹底！

その日のうちに、冷湿布やローションパックを

日焼けしてしまったら、その日のうちのケアが大切。ぬるめのお風呂に入り、肌に残っている汗の塩分を流しましょう。ラベンダー、カモミールなどのアロマバスがおすすめです。

特にほてる部分には、冷湿布を。洗面器の水にラベンダーのアロマオイルを2～3滴入れてタオルを絞り、顔や腕などにのせてください。さらに、ローズウォーターをコットンに含ませてローションパックをすると、うっとりする香りとともに熱をとり、うるおいを閉じ込めてくれます。（→P.62 ～ 64）

顔だけでなく、日焼けしやすい腕もアロマの冷湿布でケアしましょう

散乱剤タイプの日焼け止めがおすすめ

太陽のもとで子どもと一緒に過ごすから、日焼け対策は重要です。とはいえ、UVケア化粧品を塗り直す時間がないこともありそうです。〝うっかり日焼け〟を防ぐには、紫外線を通しにくい、UV加工されている服や帽子が便利。長袖でも、速乾性のある新素材なら、汗をかいてもサラッとしています。

UVケア化粧品の選び方、使い方もポイント。紫外線を化学的に処理する**紫外線吸収剤**タイプのものより、紫外線をはね返す**紫外線散乱剤**タイプの日焼け止めのほうが、肌への刺激になりにくいのでおすすめです。できれば3時間おきくらいに塗り直せば効果が確実になります。また、秋から冬の間も紫外線は降り注いでいるので、UVケア化粧品は一年を通して使い続けましょう。

●「PA+」と「SPF」

紫外線にはA波（UVA）とB波（UVB）があり、UVAを防ぐ効果はPA+～++++で、UVBを防ぐ効果はSPF2～50でUVケア化粧品に示されています。「+」や数値が大きいほうが防御力は高くなります。従来は、防御力が高いほど肌への刺激も強くなっていましたが、最近は低刺激で防御力の高いものも登場しています。

スムージーで活性酸素対策も！

紫外線を浴びると増えてしまうのが活性酸素。物質を酸化させる力が強く、増えすぎると細胞を傷つけ、老化を促します。そこで、日焼け後は活性酸素を抑える**抗酸化作用**のある**ビタミンCやE**、**β-カロテン**をとることも大切。日焼けをしたら、これらの栄養がたっぷり入った野菜や果物のスムージーもおすすめです。

シミ くすみ

食生活を整えて、毎日のケアをていねいにおこなえば
肌の明るさが変わってきます!

紫外線やホルモンバランスなど一つ一つの原因にしっかり対処

原因その① 最大の敵は「紫外線」

紫外線を浴びると、色素のもとになるメラノサイトがメラニン色素をつくります（↓P. 75）。この色素が蓄積し、地肌よりも色が濃く見える部分が「シミ」、メラニンが増加したり、水分量が低下して肌の透明感がなくなった状態が「くすみ」です。

どちらも最大の敵は紫外線と言えます。若いうちから油断せずに、きちんと紫外線ケアをすることが大切です（↓P. 67）。

原因その② ホルモンバランス

月経サイクルの中の黄体期は、シミができやすくなる時期。黄体期には女性ホルモン・プロゲステロンが増加し、メラノサイトの働きを活性化することが原因です。

一方、女性ホルモン・エストロゲンの分泌が減ると、脳は「もっと出して」と指令を送ります。すると、メラノサイト刺激ホルモンも影響を受けて、シミのもと・メラニン色素を多量につくり出してしまいます。

黄体期の上手な過ごし方は、なるべく自分を甘やかしてストレスフリーになること。アロマをとり入れたり、保湿を中心にした肌のお手入れをしながら、ゆったりした時間をもつようにしてください。

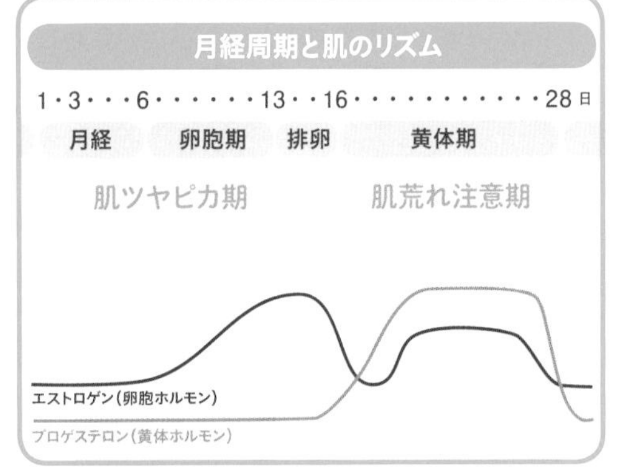

女性ホルモンのバランスが安定していれば、肌のハリやうるおいが保たれます。プレ更年期以降は、女性ホルモンを「少量・長期的に」補うことも考えていくといいでしょう。

原因その③ 血行の悪さ

血行の悪さは、顔色の悪さにつながるとともに、肌の新陳代謝（ターンオーバー）が遅くなり、古い肌細胞がとどまる時間が長くなって肌がくすみがちになります。

大さじ1杯のゴマで血行促進とアンチエイジング

血行をよくするビタミンEと、細胞のサビつきを防ぐビタミンCを。ビタミンEは煎った黒ゴマを大さじ1杯、料理や飲み物に入れると手軽にとれます。ビタミンCは外からの補給も大切。ビタミンC誘導体を配合した基礎化粧品がおすすめです。

シミ・くすみ・目の下のくまを香りとともにケア、明るい美肌に

気持ちを明るくしてくれるアロマケアで、肌もワンランクアップした明るさに！ アロマ活用術→ P.62 ～ 64

スチームアロマでシミのできにくい肌に

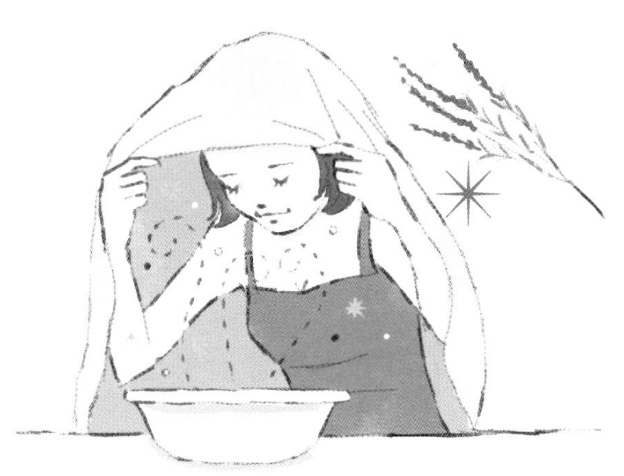

シミができにくい肌にするには、細胞を活性・修復する作用のあるネロリやラベンダーのオイルを使ってスチームアロマを。洗面器に熱湯より少し低い温度のお湯を入れ、アロマオイルを合計2滴入れます。蒸気を逃がさないようにバスタオルをかぶり、しみないように目を閉じて蒸気を浴びてください。肌の代謝がよくなり、さらに表面に水がたくわえられるので透明感がアップして肌を美しく見せてくれます。

クレイパックもおすすめ（→P.71）。肌が乾燥していたら、気になるシミの部分だけをパックすればOKです。

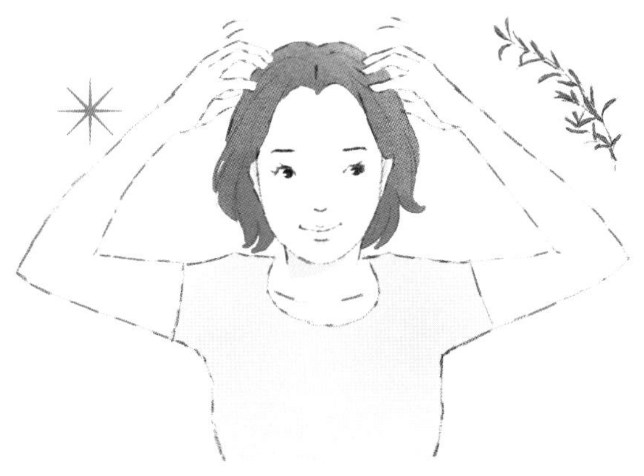

ヘッドマッサージで顔の血行をよくしてくすみ改善

肌のくすみは血行の悪さのあらわれ。呼吸が浅くなっていることも多いので、深く呼吸してみてください。柑橘系のオレンジ、レモンなどのアロマオイルでスチームアロマをすると気分がさっぱりします。タバコは特に血行を悪くするので禁煙も大事です。

また、頭をマッサージすると顔の血行もよくなります。血行促進作用があり、美髪のハーブとも呼ばれるローズマリー、森林浴のような気分になるパインなどでマッサージオイルを作り、指の腹で頭皮をマッサージしましょう。

目の下のくまは首の後ろをやさしく温めて

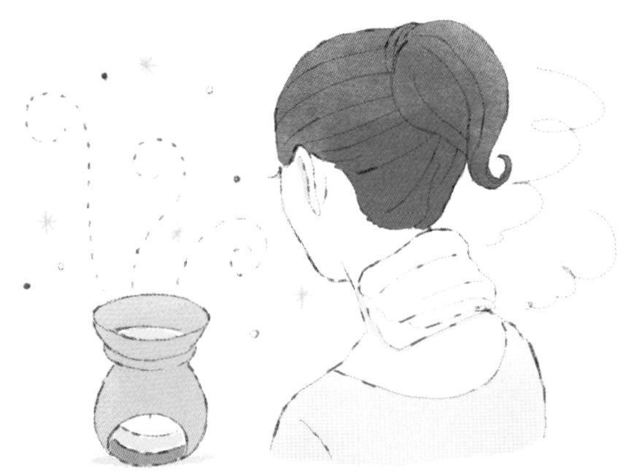

目の下にくまができてしまったときは、頭から首にかけての血行をよくすることが肝心。頭から首にかけてマッサージしたり、首の後ろを温湿布しましょう。洗面器に50°C弱のお湯を入れてローズマリーやパインなどのアロマオイルを合計5～6滴たらし、浸して絞ったタオルを当てます。アロマオイルは目に付着すると危険なのでキャリアオイルだけで目のまわりをやさしくなでるようにマッサージしてもいいでしょう。

乾燥肌 オイリー肌

年齢とともに目立ってくる肌のカサつき。
乾燥とオイリーが混在する“混合肌”も増えてきます。

皮脂分泌のバランスが傾くのは睡眠不足やストレスが原因？

乾燥肌とオイリー肌 その原因は同じ？

肌は自分で皮脂を分泌して、汗と混ざり合い、“天然のクリーム”と呼ばれる皮脂膜をつくっています。この皮脂膜が肌を外の刺激から守り、キメを整える角質がはがれるのを防いでいます。肌の皮脂の分泌が少なければ乾燥肌に、多すぎるとオイリー（脂質）肌になります。

皮脂の分泌のバランスが傾くのは、睡眠不足、ストレス、喫煙、ホルモンバランスの乱れなどが大きな原因になっています。

乾燥肌の人は、コラーゲンやヒアルロン酸など肌のうるおいとハリを保つ成分が減っていたり、運動不足や冷えなどで血行が悪くなっていることも。30代後半くらいで急に乾燥肌になった人は、プレ更年期かもしれません（→P.105）。

オイリー肌は大人になると少なくなってきます。むしろ、脂っぽいからと洗顔をしすぎて水分が失われている人もいるので、ていねいに保湿することが大切。市販のアルコールが入っている化粧水は刺激が強いので、アロマショップなどで扱っているフローラルウォーターがおすすめです（→P.64）。

洗顔・保湿 栄養でしっかりケア

肌ケアで大切な基本は、どのタイプの肌でも洗顔・保湿と栄養です。洗顔は、水かぬるま湯で顔を湿らせたあと、石けんや洗顔料の泡で包み込むように洗います。そのあと化粧水やフローラルウォーターで保湿。

肌にとって特に大切な栄養素は、たんぱく質や、「ビタミンACE（エース）」と呼ばれるビタミン（→P.74）。オイリー肌の人は、たんぱく質不足にならないように気をつけながら、脂身の多い肉やバターを控えて。

乾燥肌には スチームアロマやマッサージオイルを

肌が乾燥しているときは、肌のバリア機能が落ちていることが多いもの。肌刺激が少なく安心してケアに使えるのは、ローズやネロリ、皮脂バランスを整える作用があるのは左に示したアロマオイルです。

3分くらいスチームアロマ（→P.69）をしたり、マッサージオイルをやさしく塗ってケアしましょう。

皮脂バランスを整えるアロマオイル

ゼラニウム

サンダルウッド

イランイラン

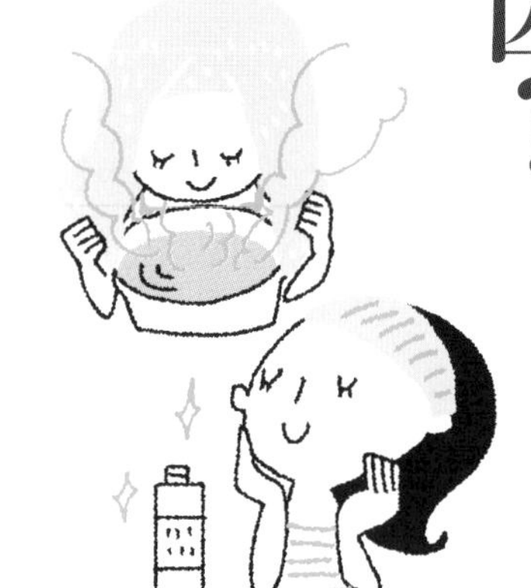

吹き出物

思春期を過ぎてからできる"大人ニキビ"は
原因を見極め、きちんと対処することが大切です。

大人ニキビは、PMSの症状やストレス、毛穴の詰まりから!

からだの不調を反映する"大人ニキビ"に要注意

生理前は、吹き出物が出やすかったり、肌が荒れやすくなることがありますね。これは女性ホルモン・プロゲステロンの量が増え、皮脂の分泌を活発にするために起こる肌トラブル。吹き出物だけでなく、肌を乾燥させたり、過敏にするため、肌が赤くなったり、痛みをともなう炎症を引き起こすこともあります。

思春期にできるニキビは、男性ホルモンが多く分泌されて皮脂が過剰になることが原因。20代以降の"大人ニキビ"や吹き出物は思春期とは異なり、次のような様々な要素が重なって起こります。

〈大人ニキビの原因〉
●皮脂が毛穴に詰まる
●月経前のホルモンバランスの乱れ
●ストレス　●乾燥
●冷えや血行不良

吹き出物ができやすいときは、できるだけたっぷり眠るようにしてください。眠っている間に分泌される成長ホルモンが肌の皮脂バランスを整えてくれます。睡眠の質をよくすることも大切です(→P. 54)。

食事では、皮脂の分泌をコントロールするビタミンB群が豊富な卵、納豆、イワシや、ビタミンCが豊富な野菜や果物を意識してとるとよいでしょう。

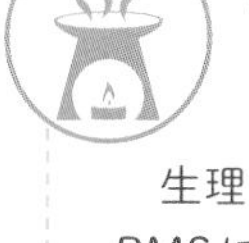

吹き出物には"塗る"アロマも効果的

生理前にいつも吹き出物ができる人は、PMSになる数日前に女性ホルモンに作用するゼラニウム、イランイラン、ラベンダーなどでスチームアロマを。また、できてしまった吹き出物や、できそうな部分には、殺菌作用の高いラベンダーかティートリーのアロマオイルを綿棒につけて直接塗るとそのまま落ち着いていきます。

オイリー肌には手作りのクレイパックを

オイリー肌におすすめのアロマオイルは、ラベンダーやゼラニウム。女性ホルモンの影響で皮脂バランスが乱れているときにもぴったりです。スチームアロマやクレイパックで使います。

右のレシピでパックを作ったら、目のまわりを避けて顔に塗り、10分ほどしたらぬるま湯で洗い流します。

アロマ活用術→ P.62 ~ 64

クレイパックのレシピ

- クレイ(カオリンなど)…10g
- スイートアーモンドオイル…小さじ1
- はちみつ…小さじ1
- 水またはフローラルウォーター…80㎖
- アロマオイル…6滴以内

材料を上から順に混ぜてペースト状に練り、最後にアロマオイルを入れて混ぜれば完成。

シワ たるみ

疲れてくると、シワが増えたように見えるのは
気のせいではありません……。

アンチエイジングには休養・栄養・エクササイズを

紫外線ダメージでシワやたるみが深刻化

シワ・たるみは老化のサインですが、20代や30代でも**睡眠不足**や**ストレス**、**疲労**がたまると小じわや口もとのほうれい線が目立つことがあります。若いうちからからだをいたわり、ケアをすることが大切ですね。

そのほかに大きな原因は3つあります。

①紫外線

肌の弾力を保つために不可欠なコラーゲンやヒアルロン酸が紫外線によって傷つき、肌の弾力が失われてシワ・たるみになります。

②乾燥

植物に水を与えないとしおれてしまうように、水分不足の肌にはシワが寄り、笑ったときのシワも消えずに残ってしまうようになります。肌の水分を保つためにもコラーゲンなどの成分が必要なので、①の原因とも かかわっています。

③女性ホルモンの減少

〝キレイホルモン〟と言われる女性ホルモンのエストロゲンは、コラーゲンやヒアルロン酸の生成を促します。加齢によってエストロゲンが減少すると、肌は薄く、乾燥し、シワやたるみが目立つようになります。

とりたいのはビタミンC 糖質は老化を早める

肌のアンチエイジングを助けてくれる栄養素の一つはビタミンC。例えばバラの小さな果実を乾燥させたローズヒップのハーブティーにはビタミンCが豊富で、肌の再生力を高める働きもあるので、コーヒーの代わりに飲むのもおすすめです。

反対に、肌の老化を早めてしまうのが、糖質のとりすぎ。年齢とともに糖質の代謝は悪くなるので、甘いものや炭水化物は徐々に控えるように心がけましょう。

〈 表情筋エクササイズでたるみ予防 〉

肌のたるみには表情筋エクササイズが最適です。
かんたんな2つをまず実践してみてください。

Exercise 1

①口を「お」の形にする

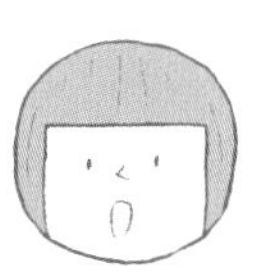

②口を「わ」の形にする

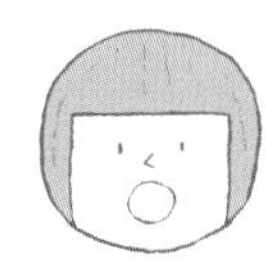

Exercise 2

①目を大きく見開く

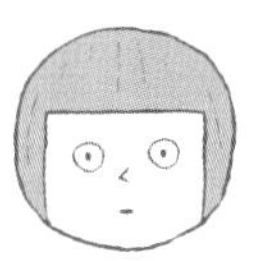

②目をギュッと閉じる

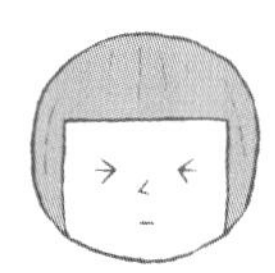

〈 フェイシャルマッサージでシワ予防 〉

シワ予防には顔のマッサージが効果的！
指のすべりをよくするために、手にローズヒップオイルを塗って下のようにおこなってください。

スチームアロマのあとでおこなうとより効果的。
アンチエイジングに効果的なゼラニウム、イランイラン、フランキンセンス
などのアロマオイルでどうぞ。（→P.62 ～ 64・69）

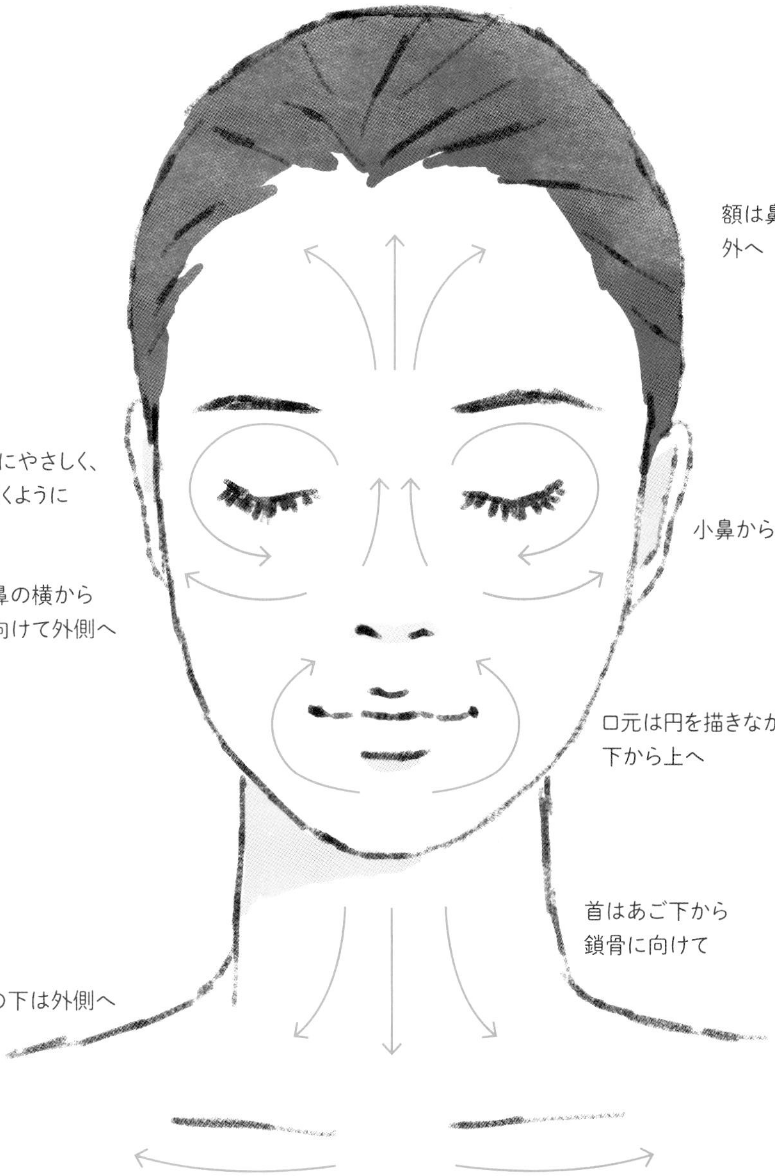

額は鼻側から上へ、
外へ

目のまわりは特にやさしく、
外回りの円を描くように

小鼻から鼻筋を上へ

頬は鼻の横から
耳へ向けて外側へ

口元は円を描きながら
下から上へ

首はあご下から
鎖骨に向けて

鎖骨の下は外側へ

美肌と美髪をつくる食事

「給食で栄養バランスのよい食事をしているから」と朝食や夕食がおろそかになっていませんか?
健やかな肌と髪をつくるには、1日3食・トータルでバランスのよい栄養摂取がキホン。
美肌と美髪のために意識してとりたいのは、
たんぱく質やビタミンACE（エース）とも呼ばれる3つのビタミンです。
そのほかここで紹介する栄養素を積極的にとり入れて。

たんぱく質

肉・魚・卵・大豆・
大豆製品に豊富
（→ P.105）

ビタミンA

にんじん・レバーなどに
豊富（→ P.105）

ビタミンC

野菜・果物の中でも
赤ピーマン・パセリ・
キウイフルーツなどに
豊富

ビタミンE

かぼちゃやナッツ類に
豊富（→ P.87）

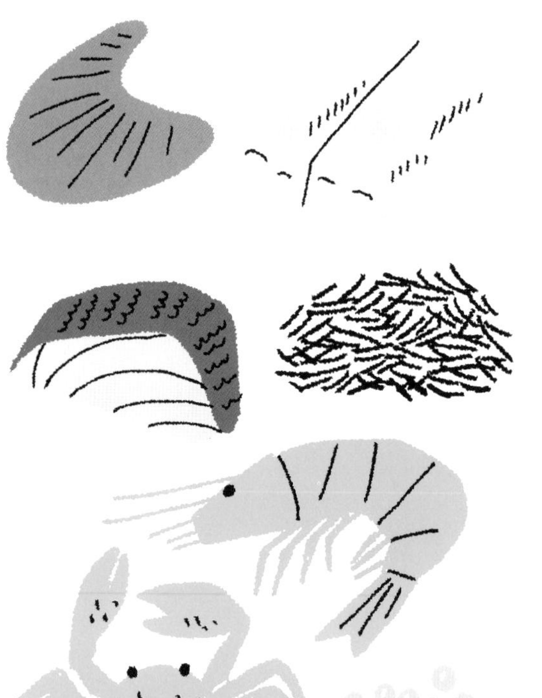

美肌の栄養①

1gで水6ℓ分の保水力!「ヒアルロン酸」

ムコ多糖類というネバネバした成分で、皮膚、関節、軟骨などに多く含まれています。水をかかえ込む力が高く、みずみずしい肌に不可欠。

フカヒレ、豚足、海藻などに多く含まれていますが、効率よくとるならサプリメントもおすすめです。

美肌の栄養②

肌若返りの切り札「アスタキサンチン」

強力な抗酸化作用をもつことで注目を集めている色素成分。免疫力を高め、アンチエイジングや、美白、肌のキメを整える働きも期待されています。

サケ、エビ、カニ、イクラなどの赤い色をした魚介類に豊富です。

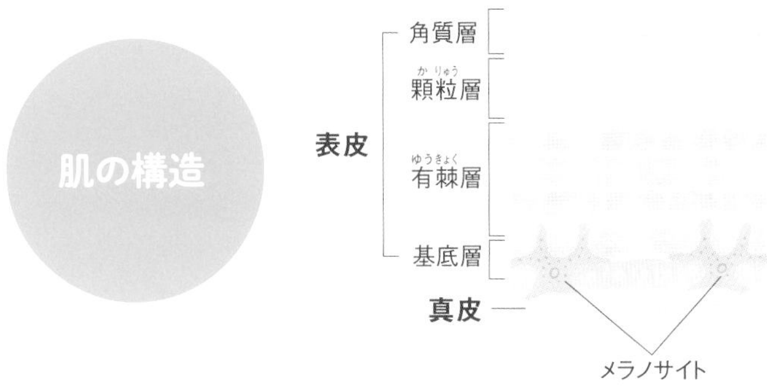

肌の構造
表皮
角質層
顆粒層
有棘層
基底層
真皮
メラノサイト
メラノサイトがつくり出すメラニン色素は、ターンオーバーによってはがれ落ちますが、加齢などでターンオーバーの周期が長くなると肌がくすんだり、シミの原因になります。

美肌の栄養③

肌弾力を高め、ふっくらと「コラーゲン」

肌の構造は、いちばん外側に「表皮」があり、その下に「真皮」がありますが、コラーゲンは真皮層の70%を占める成分。網の目状に張りめぐらされ、肌の弾力を支えてシワ・たるみを防いでいます。

鶏の手羽、すじ肉、うなぎ、フカヒレなどや、ゼラチンを使ったゼリーやプリンなどからとれます。ただし高カロリーの食品が多いので、食べすぎには要注意。

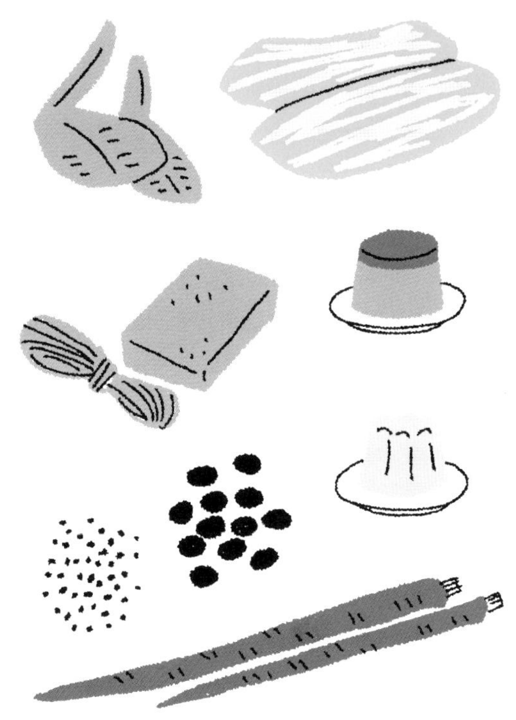

美肌の栄養④

うるおいあるしっとり肌へ「セラミド」

肌の表皮のもっとも外側の「角質層」にある成分。細胞の間で水分や油分をかかえ込み、すぐれた保水力で肌のバリア機能を高めて肌にうるおいを与えます。

こんにゃく、しらたきにとても多く含まれ、そのほか黒ごま、黒豆、ひじき、ごぼう、黒こしょうなど黒い食べ物に豊富。メラニンの合成を抑えて、シミを防ぐ作用もあると言われています。

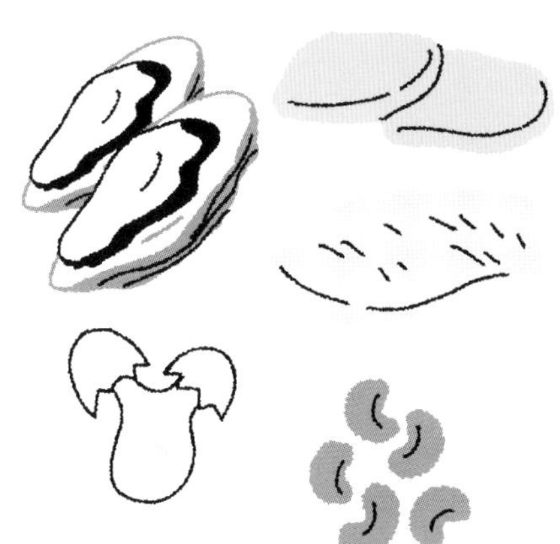

美髪の栄養

キレイな髪を育てる「亜鉛」

髪は、「ケラチン」というたんぱく質でつくられていますが、食事でとったたんぱく質をケラチンに再構成するために必要なミネラルが亜鉛です。不足すると、味覚障害をはじめとする様々なトラブルを引き起こすことが知られており、髪の成長もさまたげます。抜け毛を防いだり、新陳代謝を活発にする働きがあるので、美しい髪を育てるために欠かせません。

カキ、豚レバー、牛もも肉、卵黄、カシューナッツ、ごまなどに多く含まれています。

ヘアケア

一年中、紫外線にさらされる髪と頭皮。
からだの内と外からしっかりケアしましょう。

ヘッドマッサージで髪の再生力を高めて！

何気ない習慣も髪へのダメージに

屋外で過ごす間、髪の毛は太陽光にさらされています。紫外線は髪のたんぱく質を酸化させて、大きなダメージを与えます。最近では髪の日焼け止めスプレーなども登場していますが、顔と比べるとまだまだ無防備に紫外線の影響を受けていると言えそうです。

ドライヤーの熱風や、パーマ、カラーリング、ワックスなどのスタイリング剤、髪をしばることなども実は負担になっています。また、疲れやストレス、睡眠不足などが原因で血行が悪くなると、髪を生み出す頭皮へ栄養が行き届かなくなります。

もちろん、頭皮も皮膚の一部なので、肌と同様に〝キレイホルモン〟のエストロゲンが減ったり、ホルモンバランスが乱れると、髪がやせ、ハリやツヤが失われます。

地肌マッサージなど日ごろのケアが大切！

髪を健やかに保ち、抜け毛や白髪を予防するにはアロマオイルを使ったマッサージが最適です。髪はオイルを吸収しませんが、地肌（頭皮）の血行をよくすることで髪もいきいきします。左の方法で実践を。

また、すでにある白髪をなくすことはできませんが、白髪の増加を抑えることはできます。日ごろのケアをするかしないかでは、将来、大きな差が出る可能性が！ 特に紫外線の影響を受けやすい9〜10月ごろは、週1回程度のヘッドマッサージがおすすめです。

（美髪の栄養→P.75／プレ更年期の髪のトラブル→P.108）

シャンプー前にマッサージ

シャンプー前のヘッドマッサージで、頭皮と髪を健やかに若々しく保ちましょう。マッサージオイルは、大さじ1杯のキャリアオイルに、美髪のハーブと呼ばれるローズマリーや、ホルモンのバランスを整えてくれるゼラニウム、ラベンダーなどのアロマオイルを合計6〜9滴入れて混ぜるだけ。これを頭皮に行き渡るように塗ったら、5本の指の腹を頭皮に密着させて、頭から頭皮をずらすように動かします。指の位置を少しずつ変えていき、頭の血行を促して。そのあとはふだん通りシャンプーして洗い流します。（→P.62 〜 64）

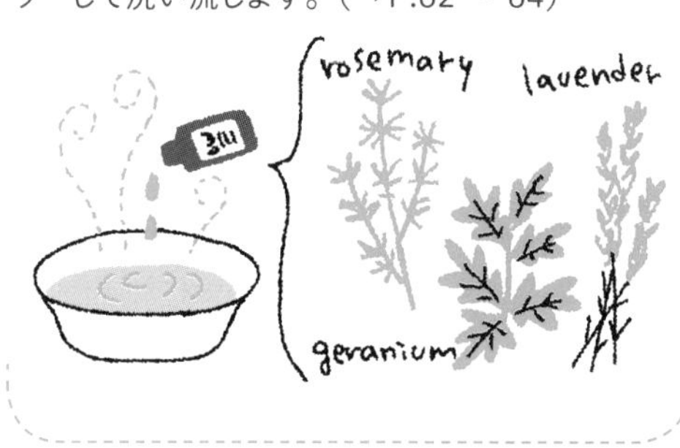

口腔トラブル

匂いは全身の健康にもかかわる症状です。

口腔ケアから見直す生活習慣でからだ中の健康度アップ！

30代からは歯周病に要注意

子どものお口の問題といえば「虫歯」ですね。口内に棲むミュータント菌が作り出す〝酸〟が歯を溶かして、穴を開けます。

大人になると虫歯になることは減りますが、歯周病やドライマウスなどの深刻なトラブルが起こりやすくなります。

歯周病は、歯と歯ぐきの境目が炎症を起こす「歯肉炎」から始まります。歯肉炎を放置して、歯を支える骨（歯槽骨（しそうこつ））が溶けてしまうのが歯槽膿漏（しそうのうろう）です。20代くらいまでは歯肉炎ですむことが多いのですが、30代以上になると歯槽膿漏になる人が増えてきます。

歯周病は生活習慣病の一つとされる重大な病気です。歯周病菌が血液や唾液によって全身に運ばれると、糖尿病や心筋梗塞、脳卒中などを起こすリスクや、妊婦なら早産のリスクが高まることがわかっています。若いころ以上にていねいな口腔ケアを心がけてください。

ドライマウスは、口の中が異常に乾燥する状態。プレ更年期からは注意が必要です（→P.106）。

口臭のかげに女性ホルモンの影響も

口臭も、特に女性にとっては大いに気になる問題です。**虫歯**や**歯周病**が原因になるほか、**唾液が少なくなる**ことでも起こります。

なかなか気づかないこともありますが、更年期からの女性ホルモンの低下によって唾液量が減少し、ドライマウスのような症状が出ることがあります。そのため、若いころは口臭に悩まされることがなかった人も、40歳くらいからは口腔ケアをよりていねいにおこなうことが大切になります。

よく噛んでよくブラッシング！

日々の口腔ケアと、唾液の分泌を増やす生活習慣で、口腔内の健康をとさわやかな息を保ちましょう。

①ていねいな歯みがきと検診

歯みがきは1か所20回を目安に、小刻みに歯ブラシを動かして。アロマのマウスウォッシュでうがいをするのもおすすめ（→P. 21）。歯科の定期検診は半年に1回が目安です。

②唾液の分泌を促す習慣

よく噛んで食べること、禁煙すること、ぐっすり眠ることなどがカギになります。「口ストレッチ」もおすすめです（→P.106）。

③女性ホルモンのバランスを整える

粘膜を保護してうるおいを保つ働きがある女性ホルモンを、できるだけ減少させないようにすることが口腔の乾燥を防ぎます。口まわりの筋肉を衰えさせないことも大切です。

匂いケア

わきの下の匂いが気になる……。
女性にとって、ほうってはおけない問題です。

汗だけでなく、ダイエットやホルモンバランスが匂いに影響！

貧血やダイエットで酸っぱい匂いが？

体臭は、**主に皮脂や汗に雑菌が繁殖**して起こります。

女性は特に生理前や月経中のデリケートゾーンの匂いが気になりますね。これは女性ホルモンが汗腺や皮脂腺の働きをコントロールしているため。活発になった皮脂が酸化し、匂いを発生させます。生理用品で下着が蒸れ、雑菌が繁殖することもあります。

プレ更年期からは、自律神経のバランスが乱れ、**多汗**の症状が出て匂うといった問題も起きてきます（→P.100）。

もう一つ注意したいのは、**貧血**や**ダイエット**によって、酸っぱい匂いが出るケースがあること。貧血による酸素不足や、カロリー（エネルギー摂取）を抑えた食事は基礎代謝を低下させ、エネルギーを燃焼しにくくします。その結果、からだの中でつくられた〝乳酸〟が匂いを出すと考えられます。

シルクの下着や豆乳で対策を

入浴のときは、デオドラントタイプの石けんなどで汗や皮脂、古い角質をすっきり洗い流しましょう。ただし、あまり神経質にならないことも大切。ゆったりバスタイムを楽しんでください。

下着は**通気性のよい綿やシルク素材**のものを。汗が気になる人は**速乾性のある素材**でもいいでしょう。

貧血による体臭には、鉄分をしっかり補給して、大豆に豊富な**イソフラボン**と一緒にとると、鉄分が体外に流れ出るのを防いでくれるので、豆乳を飲むのもおすすめ。ダイエットをするときは、いたずらに食事制限をせず、健康的な方法で（→P.98）。

原因がわからない場合や、対策しても効果があらわれないときは、胃腸や腎臓、肝臓などの病気が関係している可能性もあります。内科や婦人科で相談してください。

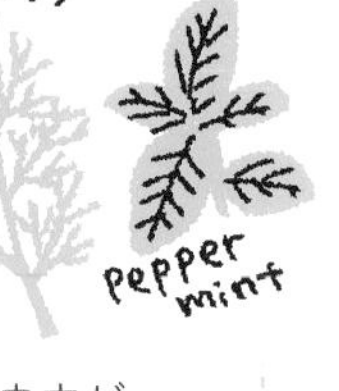

デオドラントパウダーを手作り！

自然素材だけで香りのよいデオドラントパウダーを手づくりできます。

材料は、コーンスターチとアロマオイルだけでもできますが、クレイを加えると脂質の吸着がよくなります。

保存しやすい容器にコーンスターチ+クレイを入れて、アロマオイルを数滴たらして混ぜれば出来上がり。アロマオイルは香りがさわやかなサイプレス、ペパーミント、パインがおすすめです。お風呂上りにパフで軽くたたいてつけましょう。（→ P.62 ～ 64）

手・爪のケア

手は、顔より年齢が出やすいと言われます。
今すぐにケアを始めませんか？

子どもとのふれ合いのためにも キレイでやさしい手でいたい

乾燥や紫外線、栄養不足 手や爪には敵がいっぱい

子どもにふれる「手」は、指先や爪まで常に清潔で、ふっくらすべすべでいたいものですね。でも、手は季節を問わずに露出しているので、顔以上に紫外線の影響を受けやすく、実はシミやシワがあらわれやすい部分です。

爪は、髪と同じ「ケラチン」というたんぱく質でできています。爪が割れやすくなるのは、ケラチンやカルシウムの不足ということも。貧血も爪の新陳代謝を悪くします。また、乾燥や洗剤の刺激なども爪を弱くする原因です。

女性ホルモンとの関係をみると、エストロゲンには爪の原料となるたんぱく質やカルシウムを保持し、コラーゲンの生成を助ける働きがあるので、エストロゲンの分泌が減ると、爪に栄養が届きにくくなります。

自然のままで美しい 手と爪でいるために

手にも一年中日焼け対策が必要です。顔と同じように対策を。手と爪のためのハンドマッサージもおすすめです（→P.67・80）。

美しい爪のために特に大切な栄養は、たんぱく質、カルシウム、ビタミンB群、亜鉛など。貧血気味の人は鉄分もしっかり摂取しましょう。仕事から派手なネイルをできなくても、美しく輝く爪でいられます。

デコボコした爪には 病気が隠れていることも

爪が教えてくれる病気のサインがあります。20～30代で爪に縦筋が目立つときは、栄養不足が考えられます。横筋が入る、表面がデコボコしている、爪がはがれやすいなど気になる症状がある場合は、早めに病院で検査を受けると安心です。

手浴でハンドケア&リラックス

手だけをお湯で温める「手浴」は、手軽にでき、ハンドケアをしながらリラックスタイムになり、また、集中力を高めたいときも効果を発揮します。

洗面器に「温かくて気持ちよい」と感じるお湯を入れて、ラベンダーのアロマオイルを1～3滴たらします。目にしみることがあるので、手を浸けたら目を閉じてゆっくり香りの蒸気を吸い込みましょう。肩こり・目の疲れ・頭痛がするときなどにもおすすめです。（→P.62～64）

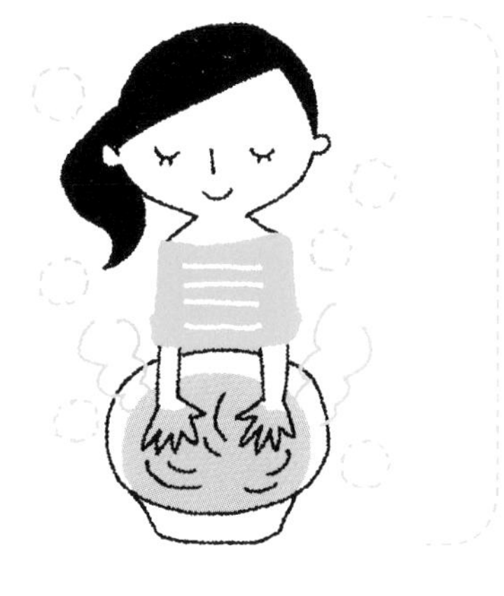

すべすべの手、輝く爪のために

やわらかくすべすべで、健康的な爪が輝く、素敵な手になるためのアロマのお手入れです。

アロマ活用術→ P.62 ～ 64

一日の終わりに手作りマッサージオイルでハンドケア

アロマで作るマッサージオイルは、手と爪のケアにもぴったりです。おやすみ前に手と爪によく塗り込み、手袋をして寝ると翌日にはしっとり！

アロマオイルは柑橘系のレモンやネロリがおすすめです。レモンのアロマオイルは、皮膚をやわらかくし、血行を促す作用もあるので指先まで血をめぐらせてくれます。甘皮がかたくなってしまったときにも使ってみてください。

手が乾燥しているときは、ネロリがより効果的。オレンジの花を蒸留して作られるアロマオイルで、少し高価ですが、肌への刺激がなく、皮膚の再生を助けてくれます。

ハンドケアのマッサージオイル・レシピ

- キャリアオイル（スイートアーモンドオイルやホホバオイル）…大さじ2杯（30㎖）
- レモンまたはネロリのアロマオイル…6滴（1滴は0.05㎖）

作り方は、遮光びんなど保存できる容器にキャリアオイルを入れ、アロマオイルを加えてよく混ぜるだけ。容器ごと振ってもOKです。1回に使うのは5㎖くらいなので、約6回分できます。

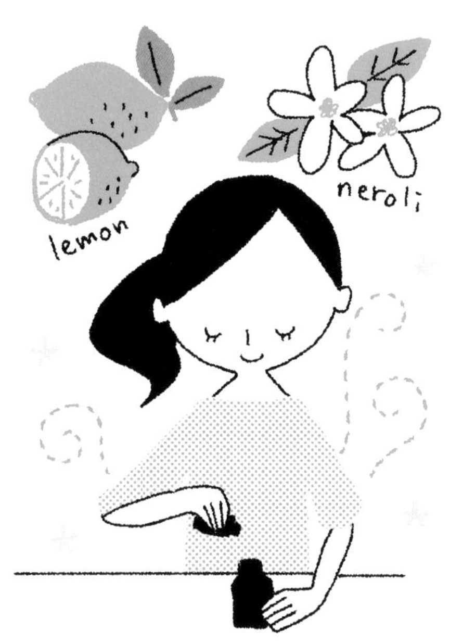

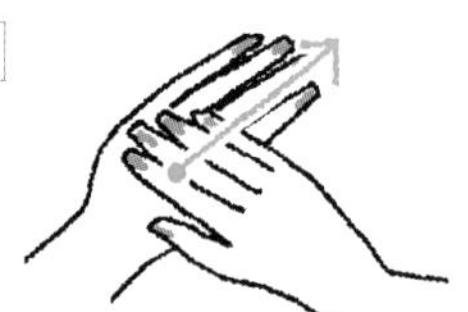

1 オイルを手のひらで温めたあと、手の甲から指先に広げる。

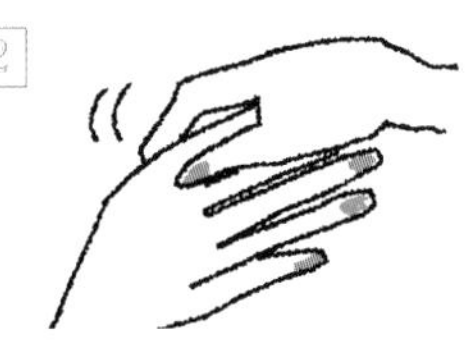

2 指1本1本ほぐしていく。特に関節をよくほぐす。

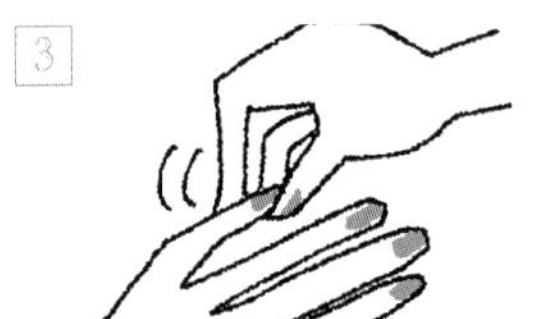

3 爪のつけ根を押したり、爪の両側を挟んで刺激。

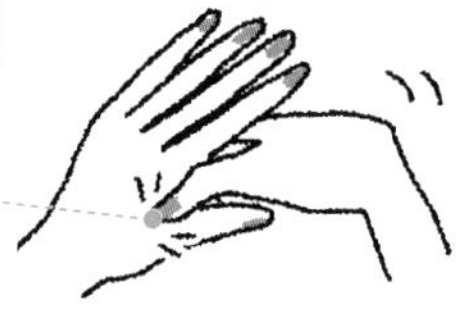

4 合谷に親指を当て、人さし指の骨の下へ向けて押す。

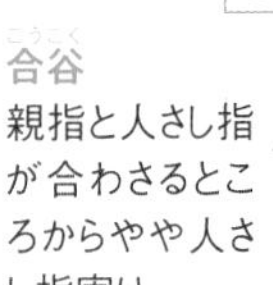

合谷（ごうこく）
親指と人さし指が合わさるところからやや人さし指寄り。

マッサージオイルを塗ったら爪やツボの刺激も！

マッサージオイルを塗ったら、指1本1本をほぐし、爪のつけ根や、“万能のツボ”と呼ばれる合谷（ごうこく）を刺激しましょう。爪を押すと自律神経のバランスが整い、免疫力を高めるると言われています。合谷は歯痛や月経痛など「痛みをとるツボ」として有名ですが、ほかにも肩こりをやわらげたり、寝つきをよくするなどの効果も。

マッサージは自分でやってももちろん充分な効果を得られますが、ときどきは家族などほかの人にやってもらうと効き方がぐんとアップします。

第6章

心もからだも健やかに！

女性ホルモンとのつき合い方

増えたり減ったりゆらゆら不安定な「女性ホルモン」のバランスに
心もからだも振りまわされがち……。がまんしていた痛みや
不調の原因を知れば、自分にぴったりの解決法が見つかります。

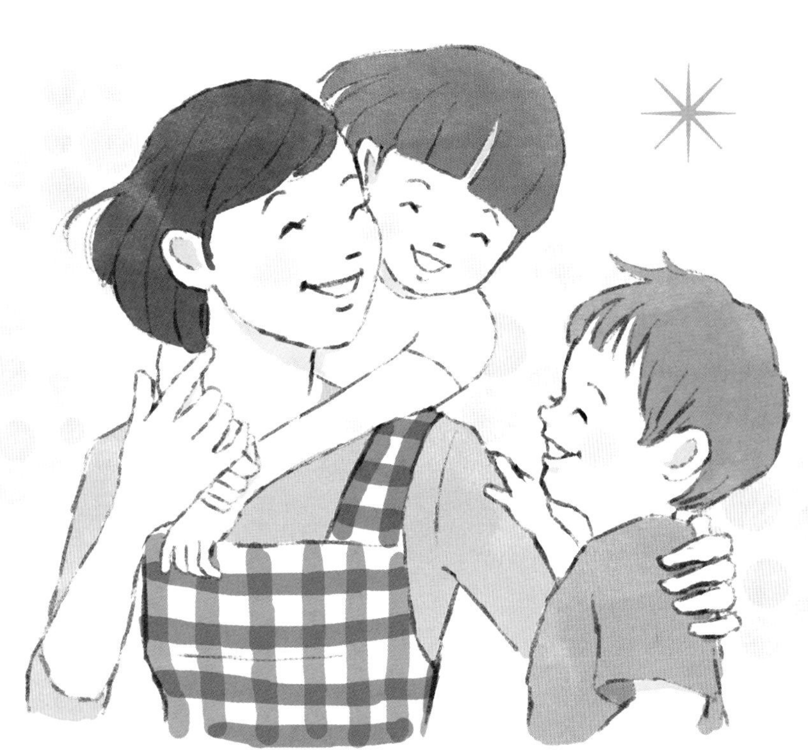

女性ホルモン×年齢でわかるなりやすい病気と不調を防ごう

年齢によって増える病気を知って！

女性ならば、女性ホルモンの影響で不調を感じた経験があるはず。でも、保育者は月経（生理）のリズムで起こるからだの変化とつき合いながら、子どもたちと安定的な関係を築かなければなりません。そこで、この章では、ホルモンバランスとともに揺れ動く心とからだのケア法を紹介します。

女性ホルモンは〝命をつむぐ〟という大役を果たすため、月経が始まってから終わるまでの間、病気を遠ざけ、女性のからだを守っています。女性が男性より平均6歳も長生きなのも、女性ホルモンのおかげと言われています。また、女性ホルモンの状態で、年代ごとに起こりやすい症状や病気がわかります。

下の図のように、子宮内膜症や子宮筋腫といったエストロゲン（卵巣

第１章でも見たように、女性には年齢によって気をつけなければならない、女性ホルモンと関係する病気があります。その年齢になったら気をつけるのではなく、あらかじめ起こりやすい病気を知り、予防することがポイントです！（検診の受け方→ P.109）

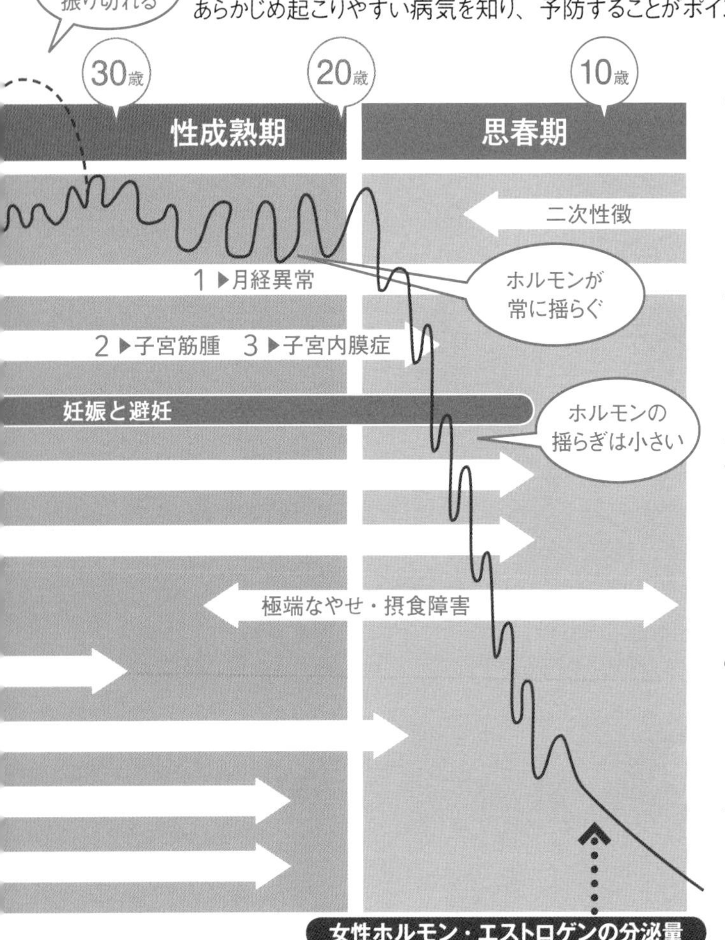

1 月経異常

月経前症候群（PMS）や月経困難症など、月経時に起こる心身トラブル全般。（→P.84・86）

2 子宮筋腫（きんしゅ）

子宮壁の筋肉層にできる良性のこぶ。できる場所で症状は異なるが、経血量が多くなる。

3 子宮内膜症（ないまくしょう）

子宮内膜に似た組織が、子宮以外の腹膜や卵巣などにできる。主な症状は、月経痛が年々重くなっていくこと。

4 性感染症

性的接触が原因。淋菌感染症やクラミジア感染症など。

5 子宮頸（けい）がん

ウイルス感染が原因で起こり、子宮の入り口にできるがん。20～30代に急増しているが、ワクチンで予防することもできる。

ホルモン）の影響を受ける病気は、ホルモン分泌がピークになる性成熟期に多く、更年期には子宮がん（特に子宮体がん）や乳がんが増えます。老年期には、ホルモン低下の影響で心疾患や脳卒中、骨粗鬆症（こつそしょうしょう）など血管や骨の老化にかかわる病気、関節リウマチやアレルギー性疾患など運動器や免疫にかかわる病気に注意が必要です。

心とからだの〝揺らぎ〟は女性ホルモンのせい!?

分泌量が安定している男性ホルモンと違い、1か月周期で増減をくり返す女性ホルモンは〝動くホルモン〟と言えます。ホルモンの動きに全身の機能を調整する自律神経や免疫系が連動するため、体調をくずしたり、気持ちが不安定になりやすいとされています。一方の男性は体調も精神的にも安定していますが、その分、体調の変化に鈍感です。そのため、心筋梗塞や脳卒中などの命にかかわる大きな発作は圧倒的に男性が多いのです。女性も男性も、ホルモンの働きや特性を理解し、上手につき合うスキルをもつことが、健康で快適に生きるコツと言えるでしょう。

《 女性ホルモンとかかわりの深い症状と病気 》

6 子宮体がん
子宮内膜にできるがん。発見しにくいので、プレ更年期からは子宮体がんの検査も必須。

7 乳がん
40～50歳ころの発生率が高いが、30代の人にも増えている。欧米と比べ、日本では、検診の受診率が低く、乳がんによる死亡も増加傾向にある。

8 骨粗鬆症（こつそしょうしょう）
エストロゲンに骨密度を保つ働きがあるため、閉経後は骨粗鬆症による骨折などのリスクが高くなる。

9 泌尿器トラブル
更年期以降は、頻尿や尿失禁などのトラブルが多くなる。（→P.107）

10 関節リウマチ
免疫の異常で手足の関節がはれたり、痛んだりする病気。

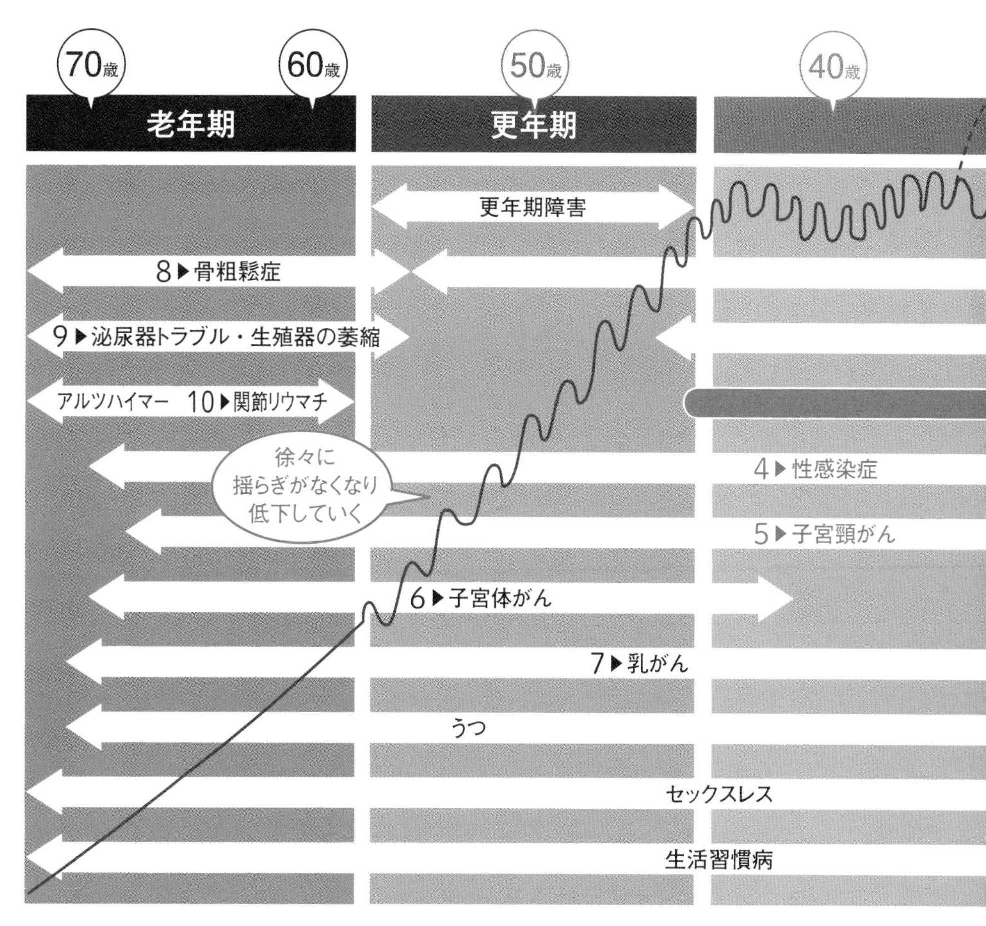

生理の悩み

「生理痛がつらい」「周期がバラバラ」「イライラする」
「匂いやかゆみが気になる」など、毎月悩みはつきません。
P.84 ～ 91 では、それぞれの原因を知り、不調をやわらげるケアを紹介します。

月経不順

若い世代に多い原因は、心身のストレスやからだの冷え。40代からは女性ホルモンの減少により月経（生理）が変化します。

規則正しい月経は健康の証

25～38日周期でくり返される月経が、不規則な状態になるのが「月経不順」。短い周期でくる「頻発(ひんぱつ)月経」、月経なかなかこない「稀発(きはつ)月経」、月経がない、あるいは止まってしまう「無月経」があります。また、経血の量が極端に多くなったり、少なくなるケースも含まれます。

●どんな症状が出るの？

- □ **毎月、月経日がバラバラ**
- □ **すぐ月経がきた（24日以内）**
- □ **なかなかこない（39日以上）**
- □ **月経が早く終わる、長引く**
- □ **経血がドッと増えた、減った**

最初は「生理のリズムがいつもと違う」と感じる人が多いようです。

●月経が不規則になる原因は？

月経は〝健康のバロメーター〟と言われるほど、女性の心とからだの状態を反映します。

20～30代の性成熟期では、生活習慣やストレスの影響でホルモンバランスをくずしているケースが多くみられます。食生活の乱れ、無理なダイエットや肥満、冷えも卵巣の機能を低下させ、女性ホルモンの働きをさまたげます。

40代以降は、卵巣の機能がだんだんと衰え、分泌される女性ホルモンが少なくなって月経も変化が起こります。この時期、いったん月経周期が短くなり、その後、徐々に月経の間隔があいて、閉経に向かうケースが多いようです。月経血の量は少なくなりますが、最後にドッと増えることもあります。

■日常生活でのケア法は？

疲労感やストレスを感じたら、無理をせず休養をとり、ぐっすり眠ること。忙しくてもリラックスできる時間をつくりましょう。最後の一人の子どもを見送ったあとなど、ホッとひと息つくことを意識してみて。

go to hospital! こんなときは病院へ

多少の月経不順は治療の必要はありませんが、生活への影響が大きいときは、婦人科で相談しましょう。低用量ピルを使って月経周期や経血量を安定させることもできます（左ページコラム参照）。

食事で貧血を防いで！ダイエットは慎重に

月経不順になると、貧血が心配。栄養が偏らないようにバランスよく食べるとともに、レバー・小松菜・ひじき・高野豆腐などで“鉄分”をとりましょう。

食事を減らすなどの無理なダイエットは、月経異常を招くことがあります。体重を落とす必要があるときは、一日の中でバランスよく食べて、ゆるやかに。

〈 不調のサインは基礎体温でわかります 〉

毎日同じ時間に基礎体温をはかると、月経リズムがわかり、
からだの変化に早く気づけます。

正常な基礎体温のリズム

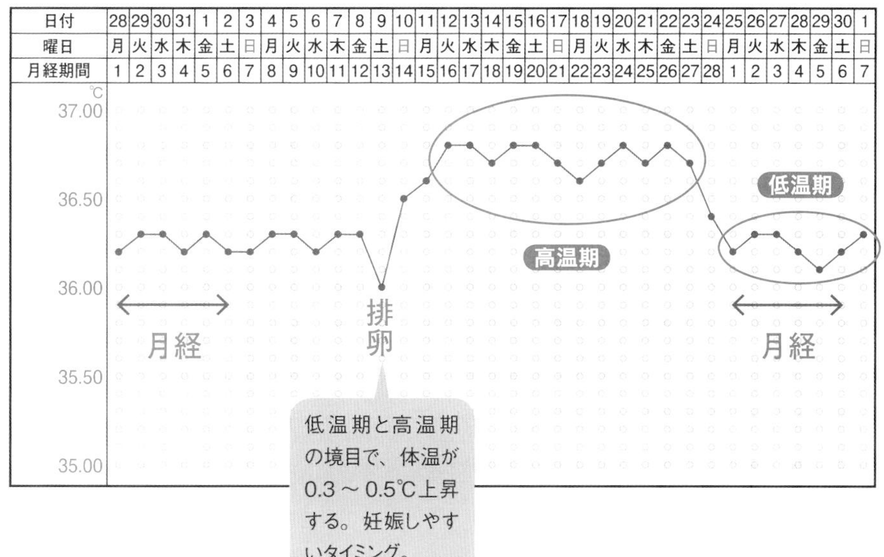

日付	28	29	30	31	1	2	3	4	5	6	7	8	9	10	11	12	13	14	15	16	17	18	19	20	21	22	23	24	25	26	27	28	29	30	1
曜日	月	火	水	木	金	土	日	月	火	水	木	金	土	日	月	火	水	木	金	土	日	月	火	水	木	金	土	日	月	火	水	木	金	土	日
月経期間	1	2	3	4	5	6	7	8	9	10	11	12	13	14	15	16	17	18	19	20	21	22	23	24	25	26	27	28	1	2	3	4	5	6	7

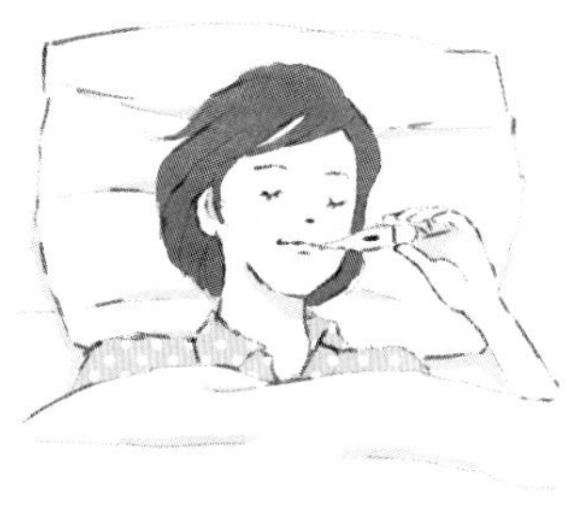

基礎体温のはかり方

朝起きたら、ふとんの中で寝たまま口に入れます。舌の裏側のつけ根に当て、口を閉じてはかりましょう。

基礎体温からわかること

エストロゲンとプロゲステロンの増減により、「低温期」と「高温期」ができます。基礎体温をチェックすることで、月経や排卵の周期がわかります。不調への心構えができるので、適切な対応をしやすくなります。

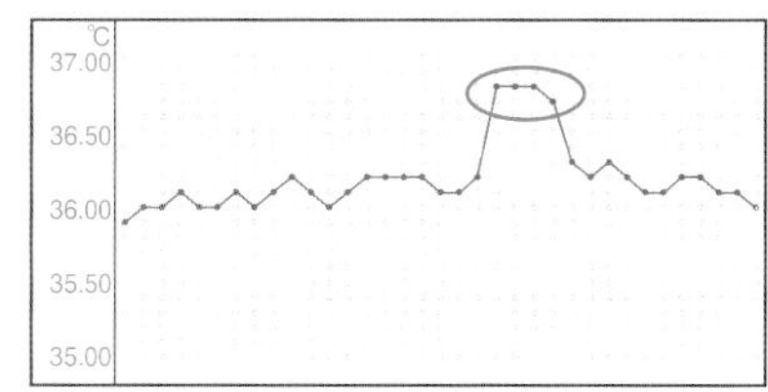

高温期が短い

高温期が9日未満ならば、プロゲステロンの分泌が少ない。

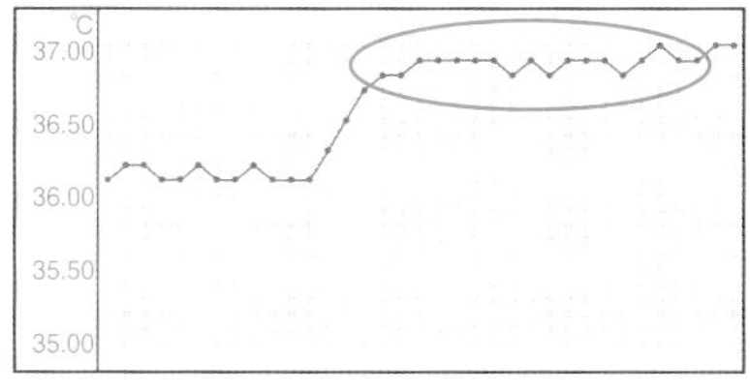

高温期が長い

妊娠の可能性あり。妊娠以外なら病気で炎症が起きている可能性も。

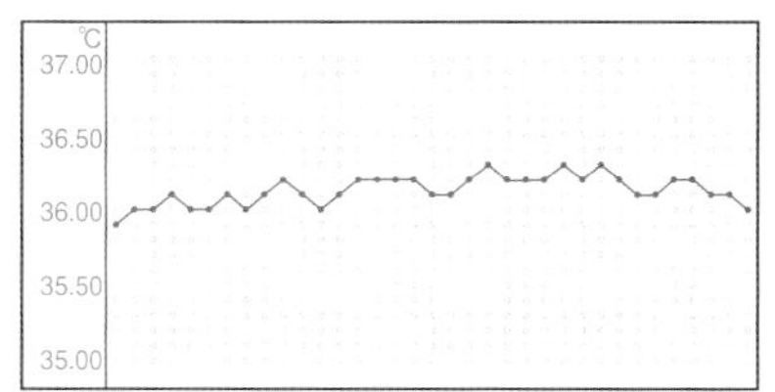

体温が低いまま

低体温が続く、高温と低温の差がない場合、排卵していないことも。

月経リズムを整える「低用量ピル」

「ピル」は、2つの女性ホルモン（エストロゲンとプロゲステロン）を合わせた薬です。「低用量ピル」は、含まれているホルモンの量が少ないタイプで、女性ホルモンが増えたり減ったりする変動をなだらかにし、月経のトラブル全般を緩和する効果があります。

避妊薬としても優れていますが、月経不順、PMS、月経痛の改善、「プレ更年期」からの不調の改善、さらには毛深い悩み、ニキビの治療などにも使われています。副作用はほとんどありませんが、薬の飲みはじめに軽い吐き気などを感じることも。主治医と相談しながら上手に使うことが大切です。

PMS（月経前症候群）

月経（生理）の数日前に起こる心とからだの不調。まず、不調の出る時期を把握することから始めましょう。

生理前は毎回心もからだもブルー

月経が始まる2～10日くらい前にくり返し起こる不快症状。月経が始まると症状はなくなります。女性の約8割が経験すると言われていますが、毎月つらい症状をくり返すのは、そのうちの1～2割ほどです。

●どんな症状が出るの？

- □ **イライラ、落ち込む**
- □ **乳房やおなかがはる**
- □ **だるく、頭痛や腰痛も**

●PMSの原因は？

排卵後にプロゲステロン（黄体ホルモン）が増加することが原因で、心もからだも過敏になります。

■気づけば、症状は軽くなる！

PMSを緩和するには、自分の不調が出る時期をきちんと把握することが大切です。基礎体温をはかり、つらい症状が月経の周期と結びついているかをチェックして（→P. 85）。「私ってPMSなんだ」と気づくだけで症状が軽くなるケースも。周囲の人にも伝えて理解してもらえば、さらに気持ちが軽くなります。

症状を重くする要因は、冷えやストレスなど。からだを温かくして、リラックスして過ごしましょう。

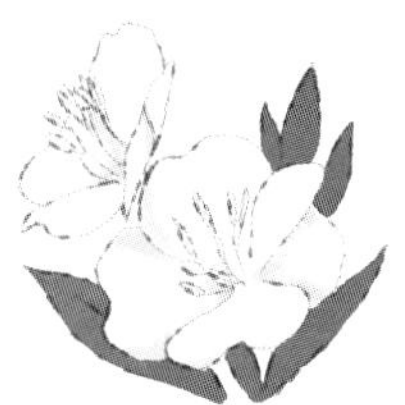

ヨーロッパの伝統的ケア 月見草オイル

γ-リノレン酸という脂肪酸を豊富に含む「月見草オイル」は、ヨーロッパなどで昔からPMSや更年期症状のケアに使われています。γ-リノレン酸は一般の食品では少量しかとれないので、サプリメントを利用してもいいでしょう。月経の2週間前から月経開始まで毎日とると効果的とされています。

go to hospital! こんなときは病院へ

イライラがとまらない、落ち込んで笑顔になれないなど、むずかしい心のコントロールは専門医に相談を。市販薬もありますが、低用量ピル、漢方薬、抗うつ・抗不安薬などの処方薬が効果的です。

「PMS」「月経痛」をアロマでケア

PMSや月経痛の対策には、まずからだを冷やさないことが肝心。月経が始まる２週間前から、アロマバスにゆっくり浸かってからだを温めましょう。おなかや腰が「重い」「痛い」という症状が出る人は、月経１週間前から、マッサージオイルをおなかや腰に軽くマッサージするように塗るといいでしょう。

月経中は、アロマオイル入りのお湯に浸したタオルでおなかや腰を温湿布すると痛みがやわらぎます。（→P.62 ～ 64）

女性ホルモンに働きかけるアロマオイル

- ラベンダー
- クラリセージ*
- ローズ
- ゼラニウム
- マージョラム

*クラリセージは月経中に使うと経血量を増やすことがあるので、使用は月経が終わってから次の排卵期くらいまでに。

月経痛

「痛いのが当たり前」とがまんしないで！
放置すると、子宮内膜症のリスクが高まることもあります。

つらい痛みの原因は子宮の収縮

月経にともなう痛みや不調がどの部分に強くあらわれるかは人それぞれ。月経が終わるとおさまります。

●どんな症状が出るの？

□ おなかがひどく痛む、重い
□ 頭痛やめまいがある
□ 食欲がない、吐き気がする

●月経痛の原因は？

子宮をギュッと縮め、厚くなった子宮内膜をはがす手伝いをする「プロスタグランジン」という物質が必要以上に分泌されると、痛みを引き起こします。この物質は血管や筋肉を収縮させて血流を悪くするため、頭痛や腰痛、下痢、肩こりなどの原因にもなります。さらに、冷えやストレスも月経痛を強くする要因となります。

■鎮痛剤を利用

鎮痛剤でプロスタグランジンの生成を抑えて痛みを軽くすることができます。痛みをがまんしすぎると、子宮内膜症のリスクを高めることになりかねません。「痛くなりそう」と感じたら、早めに鎮痛剤を飲むと充分な効果が得られます。

〈カイロ＆さすって血行促進！〉

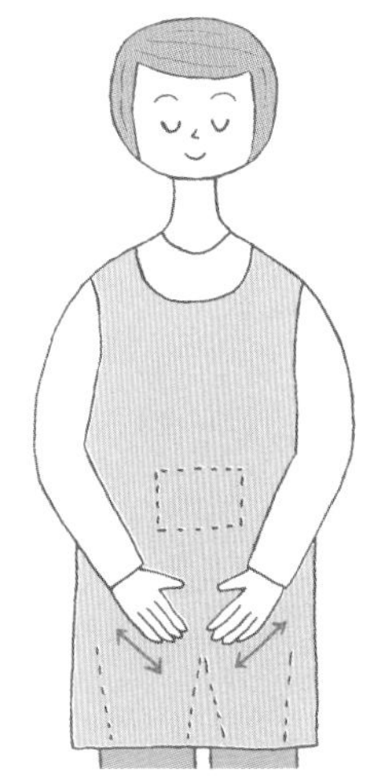

仕事中は、カイロをおなかや腰に貼って温めると症状がやわらぎます。さらに、30分に1回は屈伸をしたり足のつけ根をさするなど、血行促進を心がけて！

go to hospital! こんなときは病院へ

日常生活に支障が出るほどの月経痛は「月経困難症」と呼ばれます。「毎回激しく痛む」「市販薬が効かない」などは子宮筋腫や子宮内膜症が隠れていることも。きちんと検査を受け、原因をはっきりさせて、痛みの解消に努めましょう。

ナッツで血行アップ！スイーツはNG！

からだを温め、血のめぐりをよくすると、月経痛がやわらぎます。血行促進に役立つビタミンEも積極的にとりましょう。かぼちゃ・うなぎ・アボカドのほか、オリーブオイルやナッツ類にも含まれます。

甘いものは、ビタミンやミネラルを奪い、からだを冷やすので控えめに。

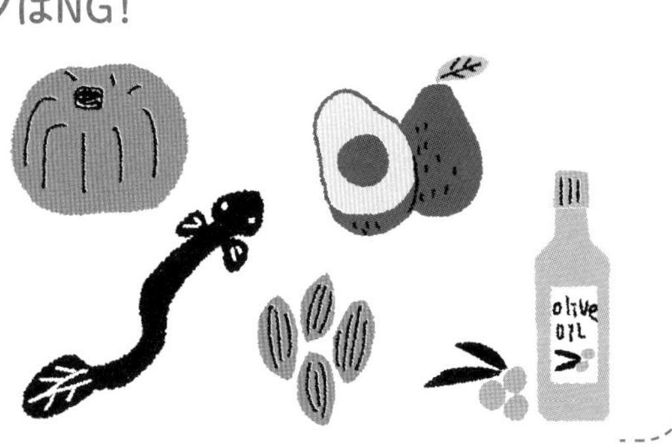

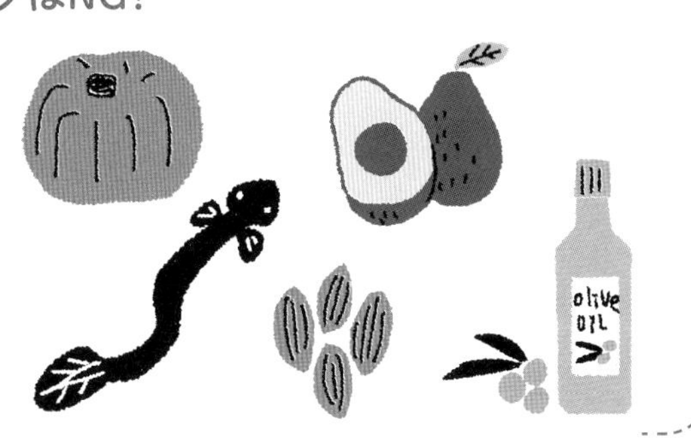

腹痛

排卵から月経時期は要注意！
冷え＋疲れ＋ストレスで胃腸の働きが悪くなります。

腸の不調は全身の疲れや血行の悪さのあらわれ

月経周期に関係する腹痛と、胃腸の疲れによるものなどがあります。

●どんな症状が出るの？

□おなかが張ってすっきりしない
□ウエストがきつくなるほど張る
□わき腹がシクシク痛む

●腹痛の原因は？

排卵から次の月経までの「黄体期」には、プロゲステロン（黄体ホルモン）の影響で血行が悪くなり、おなかの張りや痛みにつながります。

月経に関係なく、便秘でもないのに張りや痛みがあるときは、胃腸が疲れている可能性が。若くても冷えや疲れ、ストレスによって胃腸の働きは悪くなります。すると、食べ物の消化吸収がうまくできず、腸内に残ったり、ガスが発生して、腸がむくみます。これが「ぽっこりおなか」や「痛み」の原因になるのです。

go to hospital! こんなときは病院へ

おなかが張って下腹部だけ出ている場合、「卵巣のう腫（しゅ）」などで卵巣がはれている可能性も考えられます。2週間以上症状が続くようなら、婦人科で検査を受けましょう。

マッサージオイル＋湯たんぽで温めて！

からだをじっくり温めるには、まず、ぬるめのお風呂に30分くらい浸かりましょう。お風呂から出たら、マッサージオイルをおなかにやさしく塗ります。そのあと、湯たんぽでおなかを温めればさらに効果的です。

生理の腹痛におすすめのマッサージオイル

・キャリアオイル…大さじ1杯
・ゼラニウム、マージョラム、ラベンダーなど…合計3～9滴

キャリアオイルにアロマを入れてよく混ぜます。（→P.62～64）

〈 腹痛を改善する3つのポイント 〉

1 消化のよいものをゆっくり食べる

冷たいものや油っぽいものを控え、消化のよいものをとりましょう。仕事がら、急いで食べがちな人も、できるだけゆっくり食べることを心がけて。腸内環境をよくするヨーグルトや、納豆などの発酵食品もおすすめです。

2 排卵から月経までは水分をとりすぎない

からだがむくみやすい「黄体期」には、骨盤内もむくむことがあり、腹痛の原因に。からだにたまった水分が冷えの原因になり、症状を重くすることもあるので、水分のとりすぎにも気をつけましょう。

3 血行をよくして冷えをとる

胃腸の働きをよくするポイントは、血行をよくすることと、温めて冷えをとること。小まめなストレッチや、深呼吸をするだけでも効果があります。時間があるときは、上に示したアロマケアでじっくり温まりましょう。

頭痛

月経に関連して起こるのは片頭痛が多いのですが、緊張型のことも。症状に合わせたケアをしましょう。

肩こりとセットの頭痛は疲れやストレスのサイン

重い病気が隠れているわけではないのに、くり返し起こる「慢性頭痛」。その多くは**片頭痛**、または**緊張型頭痛**、どちらかのタイプです。

●片頭痛の症状は?

- □ **こめかみがズキンズキンと痛む**
- □ **月経前や月経中に出やすい**
- □ **動くと痛みが増す**

●緊張型頭痛の症状は?

- □ **肩がこってズシンと重い**
- □ **動くと痛みがまぎれる**

どちらのタイプも、ひどくなると吐き気をともなうことがあります。

●頭痛の原因は?

片頭痛は、女性ホルモンの変化が影響すると言われます。10代から起こりますが、40代に入って急に起こることも。血管が広がると悪化するので温めたり動いたりしないこと。**緊張型頭痛**は、疲れやストレスで緊張が続き、血行が悪くなることが原因。温めることが大切です。

■頭痛薬を選んで

薬を嫌う人もいますが、タイプに合った頭痛薬で痛みを抑えることも重要です。市販薬でおさまらないときは脳外科や頭痛外来で相談を。

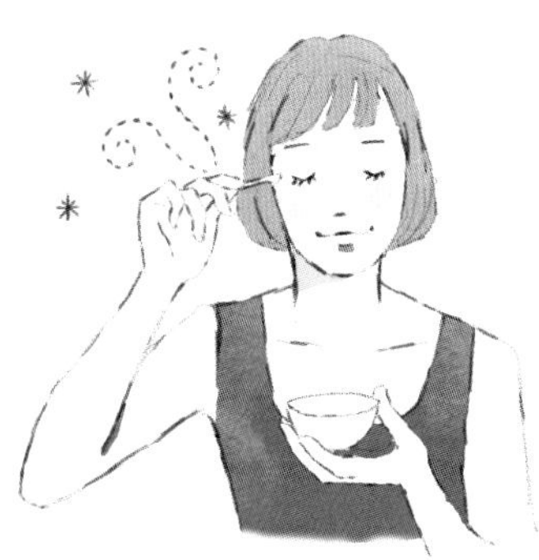

キャリアオイルで薄めたアロマオイルを綿棒などでこめかみに塗ると、スッキリします。

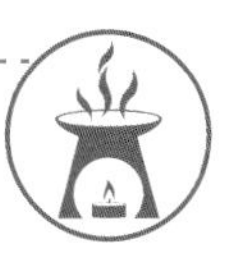

こめかみに塗ってすばやくケア!

どのタイプの頭痛にもおすすめなのは、好きな香りを部屋に香らせてリラックスすること。

一時的に痛みや頭の重さをとるなら、キャリアオイルで薄めたアロマオイルを直接、こめかみに塗るとすばやく効果を得られます。ラベンダー1、2滴なら薄めずに塗ってOK。痛みを抑えるマージョラム、気分をすっきりさせるペパーミントもおすすめです。(→P.62 ~ 64)

go to hospital! こんなときは病院へ

脳の病気が原因となって起こる"危険な頭痛"は、突然、激しい痛みにおそわれます。どんどん痛みが増していくなら、すぐに脳神経科へ。慢性的な頭痛の人も、一度検査を受けておくと安心です。

〈 症状別・頭痛やわらげケア 〉

症状によってケアの仕方が正反対になることも。
どのタイプも、まずはからだを休めましょう。

肩や首がコチコチ

緊張型なので、からだを温めて血行をよくするのがいちばん。デスクワークなどで疲れたら、こり固まった肩や首を温めたタオルで温湿布するのもおすすめ。

入浴後に痛みが悪化

片頭痛の可能性が大。静かで涼しい場所で安静に。マグネシウム不足も影響すると言われるので、ひじき、のり、アーモンドなどをしっかり食べて。

吐き気をともなう

片頭痛であることが多く、強いストレスが原因のことも。痛む部分を冷やすと症状がやわらぐことがあります。

おりもの

女性のからだの変化や体調を見極めるサイン。月経リズムに合わせて、量や色、においが変化します。

〈「おりもの」のしぜんなサイクル〉

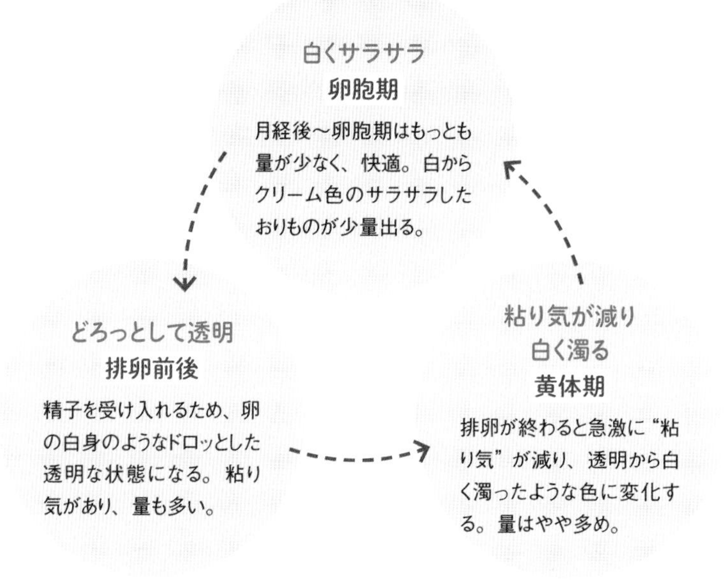

白くサラサラ
卵胞期
月経後～卵胞期はもっとも量が少なく、快適。白からクリーム色のサラサラしたおりものが少量出る。

どろっとして透明
排卵前後
精子を受け入れるため、卵の白身のようなドロッとした透明な状態になる。粘り気があり、量も多い。

粘り気が減り白く濁る
黄体期
排卵が終わると急激に"粘り気"が減り、透明から白く濁ったような色に変化する。量はやや多め。

デリケートゾーンの洗いすぎはトラブルのもと

「おりもの」とは、子宮の頸部（子宮の下部にあり膣につながっている部分）や膣からの分泌液です。

●どんな症状が出るの？

□ **急に量が増える**
□ **いつもと色が違う**
□ **匂いがきつくなる**

普段から自分のおりものがどのような状態なのかを知っておけば、変化に早く気づけます。

●おりものが知らせるサインとは？

おりものには、雑菌が膣から入ってくるのを防ぐ役目があります。さらに、排卵期に受精をサポートする働きもあり、精子をおりもので包み込んで卵子までの移動を助けます。

おりものは女性ホルモンの増減で、量や形状が変化します。おりものの状態だけで判断するのはむずかしいですが、カッテージチーズのようなポロポロのおりものがでたときは**カンジダ膣炎**の疑いがあります。この感染症は、性交渉がなくても発症するので、一般的な性感染症（性病）とは異なります。

■洗いすぎはNG

デリケートゾーンをゴシゴシ洗うと、膣の自浄作用まで失われてしまうので禁物です。専用洗浄剤を使ってやさしく洗いましょう。

おりものシートを使う場合は、こまめにとりかえて雑菌の増殖を防ぐことも大切です。

go to hospital!!
こんなときは病院へ

おりものの量には個人差がありますが、ツンとした強い匂いがしたり、緑や茶色っぽい色になったなどの異常に気づいたら、病気が隠れている可能性が高いので、すぐに婦人科を受診しましょう。その際、デリケーゾーンのかゆみ、下腹部の痛みなどの気になる不調があったら、あわせて伝えてください。

イライラする

月経前になるとイライラする人は少なくありません。自分に合ったケアをみつけて対処しましょう。

男性には理解しにくい女性特有のイライラ

何も大きな理由がないのにイライラや不安感が増すなど、感情のコントロールができない状態です。

●どんな症状が出るの？

- □ **月経前は特にイライラする**
- □ **気がせいて怒りっぽくなる**
- □ **ささいな出来事でカッとなる**

イライラしている自分を嫌悪し、落ち込む悪循環に陥ります。

●イライラの原因は？

月経前のイライラは、PMS（→P.86）の症状の一つ。プレ更年期からはホルモンバランスの乱れによって不調が出やすくなりますが、もっと若くても不規則な生活や極端なダイエットなどで、女性ホルモンのエストロゲンが減少することが原因になる場合も。すると、脳内で幸せを感じる物質・セロトニンの代謝が悪くなり、イライラして怒りっぽくなったり、落ち込んだりと情緒不安定になります。

go to hospital!

こんなときは病院へ

イライラや落ち込みが長く続くようならば、精神疾患の可能性も考えられます。その場合、精神科や心療内科の受診をおすすめします。また、イライラ緩和に役立つ漢方薬もあるので、試してみたい人は医師または薬局で相談しましょう。

〈イライラ・落ち込みに効くツボ〉

百会（ひゃくえ）　頭のてっぺんのもっとも高いところより少し後ろにある、くぼんだところ。中指の指の腹をツボに当て、頭の中心に向かって押します。

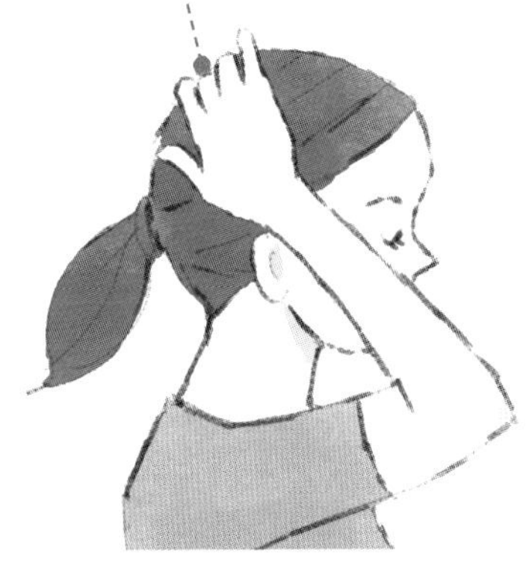

だん中　左右の乳頭を結んだ線のまんなか。指の腹をツボに当て、肌に垂直に押します。

イライラを解消する3つのポイント

1. 睡眠をたっぷりとる
2. からだを温めて緊張をほぐす
3. 油っこいもの・甘いものを控えカルシウムをとる

1と2はわかりやすいと思いますが、3の理由は、質の悪い油をとりすぎると肝臓が疲れてイライラしやすくなるため。また、甘いものは血糖値を急激に上げ下げするので、一時的には落ち着いても、すぐにまたイライラします。カルシウム、マグネシウムなどのミネラルは神経の働きを整えてくれます。

全身の悩み

「足がむくんでパンパン」「疲れやすい」など、
“ちょこっと不調”がたまっていませんか?
気づいたときにサッとケアすれば、いつも体調は良好です!

冷え

女性に多い「冷え」の悩みは、からだの内と外からダブルで温めるのが“からだポカポカ”の秘訣。

年々つらくなる冷えは女性ホルモンの影響も

●どんな症状が出るの?

□ **手足が冷たくて眠れない**
□ **お風呂に入ってもすぐ冷える**
□ **夏でも靴下が欠かせない**

20代、30代の冷えは、手先や足先などからだの先端が冷える「末端冷え性」が多くみられます。

●冷えの原因は?

冷えは、血液の流れが悪くなることで起こります。「年々冷えがつらくなる」のは、卵巣機能が衰えて女性ホルモンが減ることが主な原因。血流をコントロールしている自律神経が乱れ、血液が滞るからです。また、悩み事がある、疲れがたまるなど、心身のストレスによって自律神経のバランスをくずすことが原因の場合もあります(下の囲み参照)。

■お風呂で温まるのが効果的

すぐにできるケア法は、湯船にゆっくり浸かること。からだの芯から温まり、リラックスして自律神経を整える効果も得られます。

go to hospital!
こんなときは病院へ

心臓病・腎臓病・糖尿病・甲状腺機能低下症など、冷えを引き起こす病気はたくさんあります。冷え体質でもないのに、強い冷えが続いていたら早めに内科の受診を。

からだ温め食材を積極的にとりましょう

しょうが・にんにく・根菜などのからだを温める食材を積極的にとり、野菜は生でなく火を通してから食べるのもポイントです。ダイエット中は栄養不足で貧血から冷えを招くこともあります。バランスのよい食事を心がけ、血行をよくするビタミンEやCはサプリメントで補ってもいいでしょう。

冷えと自律神経のかかわり

息を吸う、体温を保つ、血液を循環させるなど、私たちが生きるための機能をコントロールしている「自律神経」は、交感神経と副交感神経が交互に働きます。日中の活動時には交感神経、夜の休息時は副交感神経が優位になり、心とからだのバランスを保っています。

バランスがくずれると“冷え”の原因に。

〈 冷えとり体操 〉

緊張が原因の冷えをとります。緊張をゆるめて、縮んでしまった
血管を広げれば、血行がよくなり、からだが温かくなります。

! からだを丸めたり開いたりをくり返し、"リラックスするコツ"をからだで覚えます。

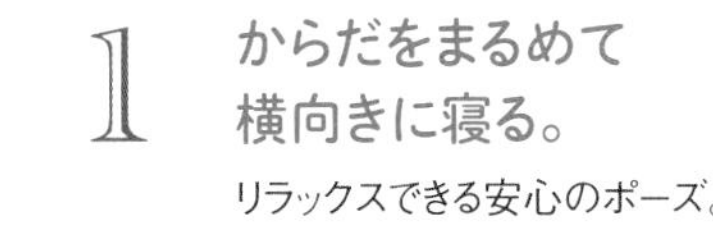

1 からだをまるめて横向きに寝る。

リラックスできる安心のポーズ。

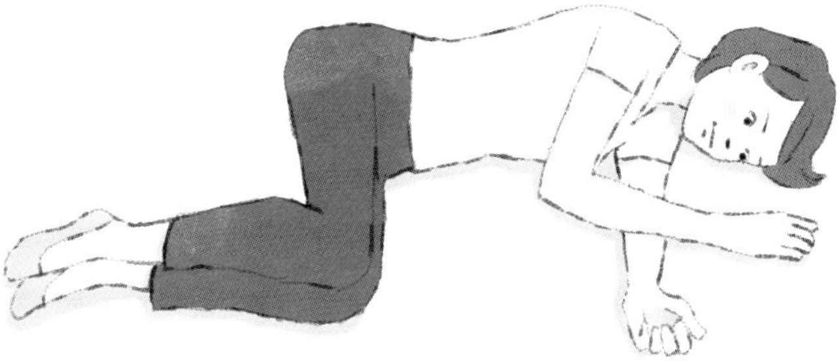

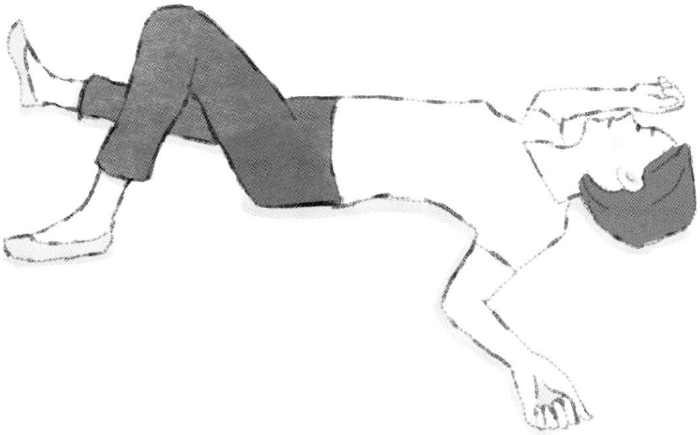

2 上になった腕を持ちあげる。

その腕を反対側へ持っていきながら、ゆっくりあお向けになる。

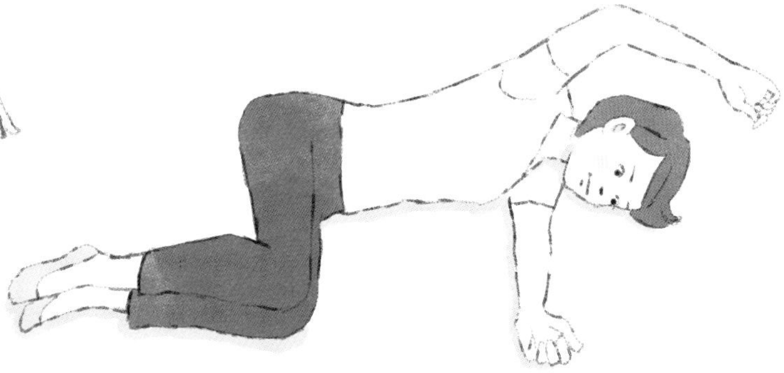

3 両腕を左右に開く。

からだを開いたときも、リラックスしていることがポイント。

4 反対側でからだを丸める。

ここから再び3→2→1に戻していく。くり返すうちに、3のときも1と同じようにリラックスしたままでいられるようになる。

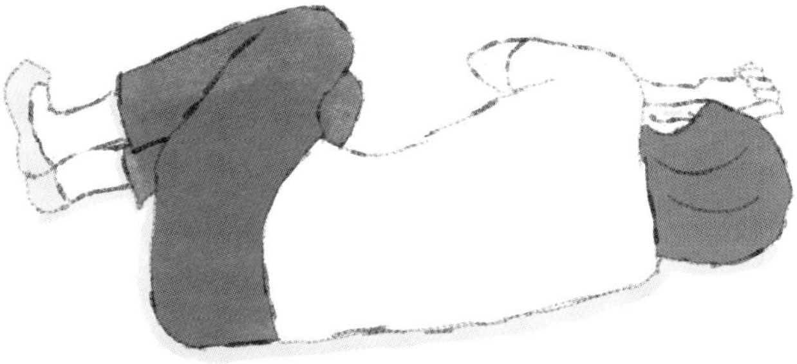

**右から左へ
左から右へ
計8回
くり返す**

むくみ

夕方はふくらはぎ、朝の起きがけは顔に出やすいむくみ。水分のとり方・出し方に気をつけて！

むくみはなぜ起こるの？

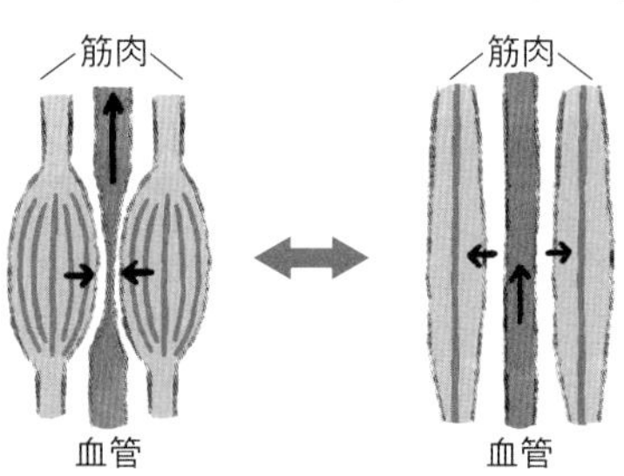

ふくらはぎの筋肉が血管をギュッと押し、ポンプのように働くことで、水分代謝がスムースにおこなわれる。筋肉のポンプ機能が働かないと水分が滞り、足がむくむ。

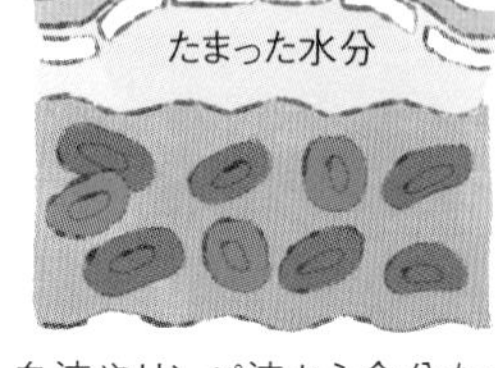

血液やリンパ液から余分な水分がにじみ出て、細胞と細胞の間にたまっている。

血液の流れとともに水分代謝が悪くなる

●どんな症状が出るの？

□朝、顔がはれぼったい
□仕事帰りは靴がきつい
□靴下の跡がつく

月経前は女性ホルモン・プロゲステロンの分泌が増えて、月経前はむくみがちになります。PMSの症状の一つ（→P.13・86）。

●むくみの原因は？

むくみは、血液の流れが悪くなり、からだの中に余分な水分がたまっている状態です。疲れたり、体調が悪いときにあらわれます。

冷えや運動不足、睡眠不足、塩分のとりすぎなどが原因になります。また、長時間の立ち仕事、デスクワークなどで同じ姿勢を続けると、水分代謝（汗や尿として老廃物を追い出す仕組み）が悪くなり、むくみが生じます。

■むくみをとる3つのケア

①運動やマッサージで血行をよくする（→P.95）。
②お風呂にゆっくり浸かって、からだの中の余分な水分を追い出す。
③水分はしっかりとって出す。

むくんでいるときは水分を控えたくなりますが、実は、たまる部分とは反対に、水分が行きわたらなくなってしまう部分もあります。水分は控えずにきちんととり、利尿作用のあるものを食べてしっかり出すことがコツ。**きゅうり、とうもろこし、あずきなどが利尿作用のある食べ物の代表**です。ナトリウムは水分をためこむので、塩分は控えめに。

go to hospital! こんなときは病院へ

むくみはからだが疲れているサインです。まず、充分な休息と睡眠をとってください。むくみが長く続き、発熱や息切れ、尿の減少などがみられたら、腎臓の病気が隠れている可能性もあるので検査を受けましょう。

〈 むくみとり体操 〉

下半身がむくむ人は、足のつけ根（鼠蹊部（そけいぶ））がかたくなって
血行が悪くなっている可能性があります。
この部分の詰まりを解消してむくみをとる体操です。

1
両ひざを立てて
あお向けに寝る。
手は胸とおなかの間に
しぜんに置く。

2
片方のひざを外側に
倒して床につける。

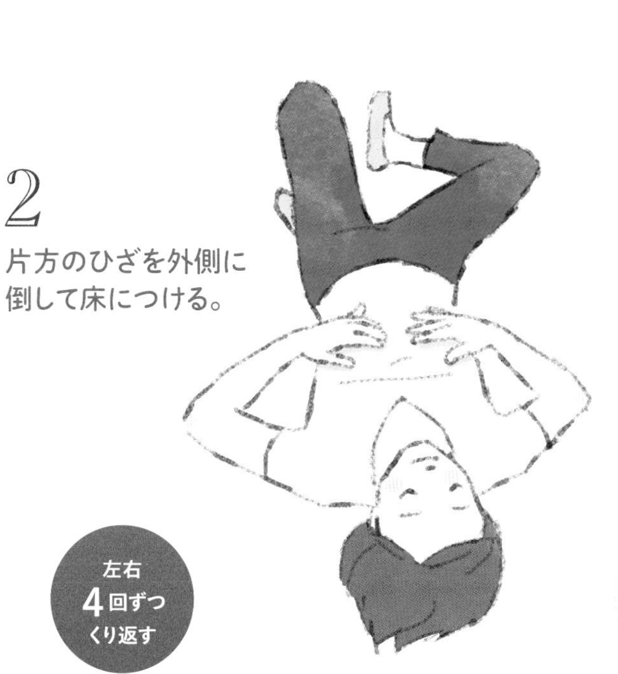

左右 4回ずつ くり返す

Point
人によって左右どちらかのひざが床につきにくい場合がありますが、どちらも同じ回数くり返してください。徐々にどちらも同じようにできるようになります。

アロママッサージでむくみを予防&ケア

マッサージオイルを両手になじませます。その両手で包むようにして、つま先から足首、ふくらはぎを下から上へ、さらに太ももを下から上へとなであげましょう。月経と関係なく、足の疲れでむくんだときも、このマッサージでむくみがとれ、足が細くなります。
（→P.62 ～ 64）

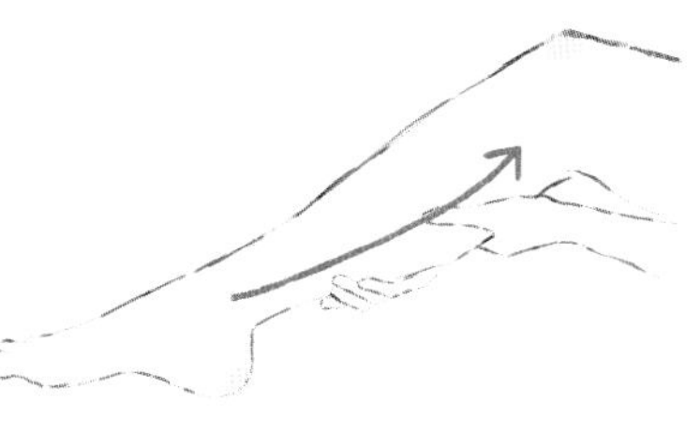

おすすめマッサージオイル

女性ホルモンに働く**ゼラニウム**、老廃物の排出を促す**レモン**、**ジュニパー**、**サイプレス**などのアロマオイルでマッサージオイル作りを。むくみ予防や軽いむくみには、**ゼラニウム＋レモン**がおすすめ。むくみが強く、しっかりとりたいときは、**ジュニパー＋サイプレス＋レモン**のブレンドが効果的です。

便秘・下痢

健康のカギは腸にあり！
「便秘や下痢くらい」と思わずに腸内環境を改善しましょう。

便秘も下痢も生活習慣が左右する

●どんな症状が出るの？

- □ **気持ちよく便が出ない**
- □ **ずっとおなかが張っている**
- □ **よくおなかをこわす**
- □ **便秘⇔下痢をくり返す**

回数だけでなく、コロコロした便や水っぽい便など、健康な便でない人もケアの必要があります。

●便秘・下痢の原因は？

一般的に女性に便秘が多いのは、腹筋が弱く、便を押し出す力が弱いため。特に月経前は腸のぜん動運動（便を運ぶ動き）を弱める女性ホルモン・プロゲステロンが増えるので便秘になりがちです。反対に月経が始まると下痢をしやすくなります。

そのほか、次のようなことが便秘・下痢の原因です。

①栄養バランスが偏った食事
②運動不足
③ストレスや睡眠不足
④（便秘の場合）便意のがまん

腸は〝第2の脳〟と呼ばれるほど、気分や感情に働きが左右されます。また、朝、忙しいからとトイレをがまんする習慣を続けると、便意を感じづらくなります。

go to hospital!
こんなときは病院へ

便秘には、子宮筋腫や大腸がんなどの病気が隠れていることがあります。がんこな便秘、ふだんとは違う下痢、便に血が混じっているなどの症状があれば早めに検査を受けてください。

不溶性食物繊維

いも類、豆類、玄米、雑穀などに豊富。便のカサを増やしたり、腸を刺激して便を押し出す働きを助けるが、とりすぎると便秘を悪化させることがあるので適量をとることが大切。

水溶性食物繊維

海藻、こんにゃく、果物などに豊富。便の排出をスムースにする。

善玉菌を増やす食品

乳酸菌やビフィズス菌が豊富なヨーグルト、納豆、味噌、酒かすなどの発酵食品、善玉菌のエサになる食物繊維や、オリゴ糖を含む大豆、たまねぎ、ごぼうなど。

便秘解消におすすめの生活習慣

- 朝起きたら、腸を目覚めさせるために水を1杯飲む 。
- 3食きちんと食べて、リズムをつくる。
- **不溶性食物繊維**と**水溶性食物繊維**を適度にとる。
- 朝食後など決まった時間にトイレに行く習慣をつける。
- おなかに力を入れたり抜いたり、腸を刺激しながらリズミカルに歩く。

便秘と下痢に効果的な生活習慣

- 仕事を終えて家に帰ったら、やわらかい照明や好きな香りでリラックス。5分だけでも趣味を楽しむこともおすすめ。
- 腸内の「**善玉菌**」を増やす食品をとる。

〈 腸スッキリ体操 〉

足を曲げ伸ばしすることで腸を刺激します。

1

あお向けに寝て片ひざを立て、
もう片方のひざを床につける。

手は胸とおなかの間にしぜんに置く。

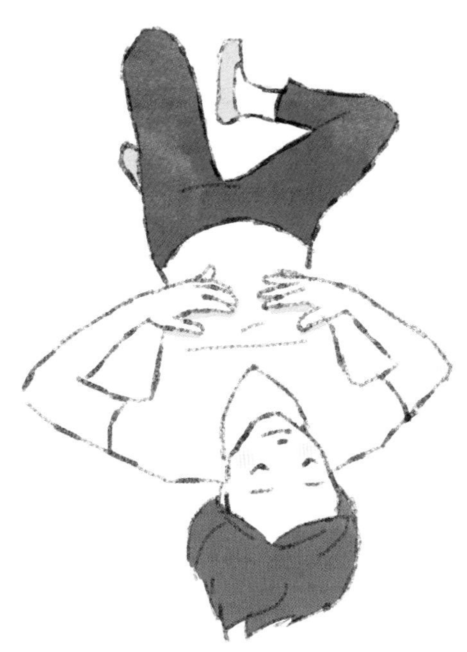

2

床につけた足をまっすぐ伸ばす。

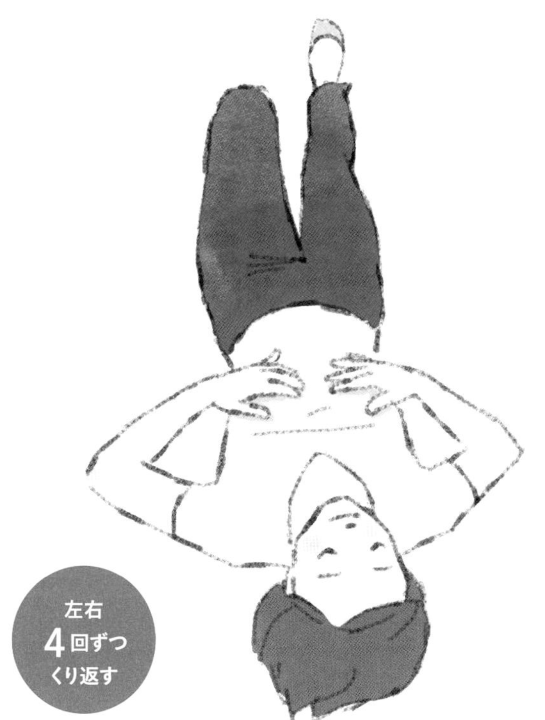

左右
4回ずつ
くり返す

便秘解消には 時計回りにオイルマッサージ

おなかにマッサージオイルを塗り、時計回りになでさすります。おなかの左側は上から下へ、おなかの右側は下から上へ。腸の中を便が通って行く方向と同じです。“たまっている”と感じるところがあれば念入りにさすりましょう。あお向けになっておこなうと、“たまっているところ”がよくわかります。

腸マッサージのおすすめオイル

温める作用のある**マージョラム、ローズマリー**など。大さじ1杯のキャリアオイルにこれらを合計3〜9滴以内で入れて混ぜます。（→P.62 〜 64）

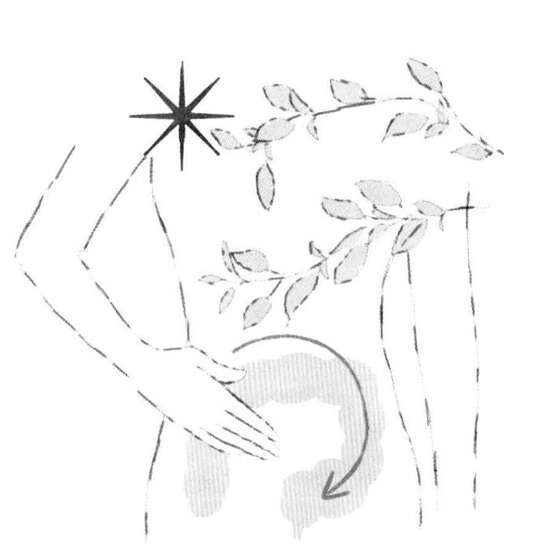

ダイエット

生活習慣は変わらないのに、「太りやすくなった」というときは、女性ホルモンが影響していることもあります。

ダイエットするならやせやすい月経後に！

●どんな症状が出るの？

□ **年々体重が増えている**
□ **食事量は同じなのに太った**
□ **ダイエットをしてもやせない**

●やせにくくなる原因は？

女性のからだは、排卵から月経前は、女性ホルモン・プロゲステロンの影響で、体内に水分をためこもうとします。この時期は食欲も増すため、排卵から月経前までは太りやすい期間です。反対に、月経が過ぎ、エストロゲンの分泌が多くなると、代謝（食べたものをエネルギーとして消費する働き）が高まり、同じように食べても太りにくくなります。

また、年をとると筋肉が落ち、基礎代謝（生命を維持するために消費される最低限のエネルギー）が減ります。さらに、女性ホルモンの分泌量の減少にともなう代謝の衰えも加わり、脂肪をためやすくなります。

■よい睡眠で食欲をコントロール

食欲は、満腹感をもたらす「満腹中枢」と、空腹感を与える「摂食中枢」にコントロールされています。指令を出すのは、自律神経やホルモンと同じ脳の部分なので、自律神経のバランスやホルモン分泌が乱れると、食欲が抑えられなくなることもあります。仕事で緊張した神経は「夜、ぐっすり眠ってリセット」することが、健康的な食欲を維持するための基本です。

■ちょこっと筋トレ＋ビタミンB

糖質・脂質・たんぱく質をエネルギーに変えるためには、代謝を促すビタミンB_1・B_2を一緒にとることも大切。豚肉・レバー・うなぎ・玄米・納豆などに豊富です。

歯みがきをするときに「かかとの上げ下げ」をして、筋肉を鍛えるなど、代謝アップを意識した生活の継続が大切です。

低GI食品を選ぶ

GIとは、食品が血糖値を上げる速度を示す指数。GI値が低い食品ほど血糖値の上昇がゆるやかで、糖質をためにくくするため、「低GI食品」を選ぶこともダイエットに役立つと考えられています。白米より玄米や雑穀、白いパンより全粒粉パン、うどんよりそばのほうが低GIです。

食べたものを“気軽に”記録して

毎朝、基礎体温を測るだけでホルモンバランスが安定しやすいように、毎日、食べたものを記録すると、ダイエットに役立ちます。「最近、油っこいものが多いな」「野菜が少ないかも」と気づくだけで、しぜんに次の食事が変わるものです。メモをとるのがストレスにならないよう、気軽な気持ちで続けることがコツです。

プレ更年期になったら次のライフステージへの準備を！

更年期にはまだ早いのに似たような症状が！

更年期は、閉経を挟んだ前後10年ほどで、平均的には45～55歳くらいです。ところが、30代後半～40代前半に更年期のような症状が出ることがあります。この時期が「プレ更年期」です。

プレ更年期には、ゆるやかに卵巣機能が衰え始めますが、症状があらわれる場合は、卵巣機能の低下より、自律神経が乱れているせいで女性ホルモンの分泌量が減少している可能性があります。

本格的な更年期には、仕事のペースを抑えるなど、〝がんばりすぎない〟ことが重要ですが、プレ更年期の症状が出たなら、すでに〝がんばりすぎ〟のサイン。この時期からライフスタイルを少しずつ変えていくことが、今の健康と将来の健康、両方のカギになります。

〈 チェックが多いほど安心！ プレ更年期チェック 〉

チェックが多いほどホルモンバランスは安定します。

あなたの現状をチェック

1 ここ数年、体重に増減がない □
2 月経周期が安定している □
3 冷え症ではない □
4 白髪は同世代の人の中で少ないほう □
5 爪は健康的なピンク色 □
6 肌のトラブルがあまりない □
7 集中力がある □
8 ダイエットを意識していない □
9 イライラすることは少ない □
10 落ち込んでも、すぐに気持ちを切り替えられる □
11 忙しい日でもリラックスできる時間がある □
12 毎日よく笑っている □

チェック結果

10個以上
プレ更年期の心配なし
プレ更年期の兆候はみられません。女性ホルモンの分泌も安定しています。

7～9個
プレ更年期にご用心
今のところはだいじょうぶですが、疲れやストレスがたまると、ホルモンバランスが乱れるので要注意。

3～6個
プレ更年期の予備軍
このままの生活では早い時期に更年期を迎えてしまう可能性が。食事や運動、睡眠など幅広く生活習慣の見直しを。

2個以下
プレ更年期の可能性大
すでに更年期の不調が出ていませんか？ 生活習慣を見直し、セルフケアの実践を（→P.100～）。

プレ更年期の悩み

30代後半〜40代半ばで、のぼせや多汗、めまいなどの
更年期障害と似た症状に悩まされる「プレ更年期」。
この時期からまめにケアをすれば、アンチエイジングにもなります!

のぼせ

「のぼせ」は、周囲の目が気になる症状の一つ。
あせると、よけいに症状が強く出るので、まずはリラックスを。

まさに、女性ホルモンの乱れのサイン

●どんな症状が出るの?

- □ **急に顔がポッポと熱くなる**
- □ **顔が熱っぽく、頭がボーっとする**
- □ **顔や頭皮、首の汗が止まらない**

前ぶれもなく、首から上が熱くなり、汗が噴き出したと思ったら、突然スーッと冷えてしまうこともあります。

●のぼせの原因は?

お風呂上りに立ちくらみが起こるのも「のぼせ」の一種ですが、これは、血管が拡張したままになり、脳の血液循環が悪くなることが原因。

更年期の症状として起こるのぼせも、直接的な原因は、血管の拡張・収縮の働きが乱れることです。しかし、大もとの原因は、血管の拡張・収縮をコントロールしている自律神経の乱れ。暑いときは血管を広げて熱を逃がし、寒いときは血管を縮めて熱が逃げるのを防ぐようにからだが反応するのは、自律神経がコントロールしているからです。

40代になり、女性ホルモン・エストロゲンの分泌が低下したり、不安定になると、自律神経のバランスが乱れやすくなります。その影響を受けやすいのが「体温調節機能」です。のぼせ、ほてり、多汗などが更年期の代表的な症状の一つになっているのはそのため。また、自律神経は〝心〟の動きに敏感なので、悩み事をかかえていたり、緊張が続いていたりすると症状が出やすくなります。

30代でこの症状があらわれたら、卵巣の働きの低下+ストレスが原因になっていると考えられます。

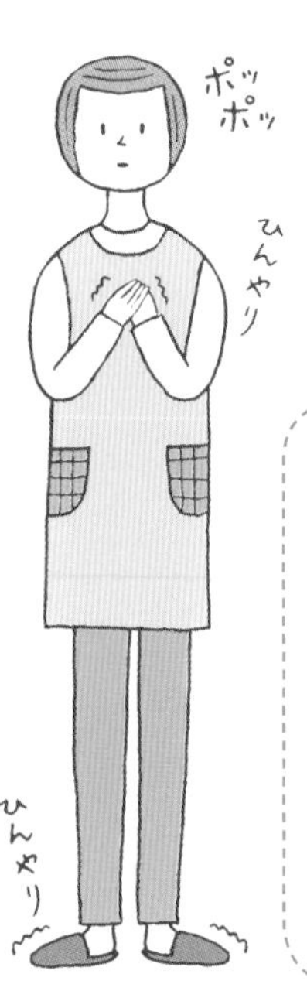

20代から気をつけたい「冷えのぼせ」

冷えのぼせは、手足は冷えているのに顔だけ熱くほてるような状態で、症状の重い冷え症です。自律神経の乱れによって起こり、20〜50代の女性に多く見られます。自律神経の弱い人は、20〜30代前半で女性ホルモンが減少していなくても起こります。

まず、睡眠を充分にとって自律神経を整えることが大切で、これはプレ更年期ケアと同じ。冷えをとるには、お風呂で温まろうとするとのぼせるので、蒸しタオルで首の後ろを温めてみてください。全身の血液循環がよくなり、からだが温まって自律神経も整えられます。

〈 のぼせケア 〉

セルフケアのポイントは、
①からだを休める、②温度調節と汗対策、③リラックス。

1 無理せず休養して、よく眠る

「あれをやらなくちゃ」「これもやりたい」という気持ちを抑えて、夜はゆったりした時間をもちましょう。早めに就寝し、翌朝リフレッシュして1日をスタートすることが自律神経を整えるポイント。

2 刺激物を控え、ハーブでリラックス

カフェイン、アルコール、香辛料などの刺激物は控えめに。たっぷりとりたいのは、ビタミンB群、ビタミンC、ビタミンEです。顔が熱いと冷たいものを食べたくなりますが、からだを冷やさないよう、加熱したものを食べるのが基本です。のぼせ・多汗を抑える働きのあるセージをブレンドしたハーブティーでリラックスするのもおおすすめ。

3 冷え対策・汗対策の両方を

からだの体温調節機能がうまく働かないので、冷え対策も大切です。暑い日もカーディガンやスカーフを忘れずに。また、汗が蒸発するときにからだが冷えるため、肌着は汗をよく吸収するタイプがいいでしょう。制汗剤や汗ふきシートなども備えておくと便利です。

4 気持ちを楽にするコツ

急に顔が赤くなったり、暑くもないのに汗をかくと、周囲の視線が気になって交感神経が高まり、ますます症状が強く出ます。症状を隠そうとするより思いきって周囲の人に「私、プレ更年期なの」と伝えてみましょう。それだけで気持ちがグッと楽になり、症状が軽くなります。

go to hospital!
こんなときは病院へ

甲状腺ホルモンが過剰に分泌されるバセドウ病（甲状腺機能亢進症）などで、のぼせや多汗の症状があらわれることがあります。全身がほてったり、動悸や息切れをしたり、体重が減るなどの症状をともなうときは病院で検査を受けてください。

有効な治療法もあります

つらいときは自分だけでケアしようとせず、婦人科や内科で治療を受けることが早い改善につながります。女性ホルモンのエストロゲンが不足していれば、エストロゲン剤で補ったり、低用量ピルでホルモンバランスを安定させ、自律神経を整えることも効果的です。漢方薬や、自律神経安定剤、精神安定剤を併用するなど、手段はいろいろあります。

また、カウンセリングを受けるだけで改善することもあるので、心療内科などで気軽に相談しましょう。

だるさ

からだが重だるく感じるのも女性ホルモンとのかかわりが！何よりも休息が大事。

心とからだを休めてリフレッシュを！

●どんな症状が出るの？

□**からだが重く、だるい**
□**外出がおっくうに感じる**
□**ちょっと動くだけで疲れる**

何をやってもからだが重だるく、お疲れモードで、疲労感だけがどんどん蓄積、気分までどんより暗くなり、ふさぎがちになることも。

●だるさの原因は？

からだの疲れのほか、心の疲れが原因になっていることもよくあります。また、ホルモンバランスが乱れると、今までなんなくやり過ごしてきたことがつらくなったり、ストレスを感じたり……。これもプレ更年期の症状の一つ。女性ホルモンの分泌低下が原因である場合は、特に「やらなければ」「がんばらなくちゃ」と自分を追い込むことで、ますますだるさや疲労感が強くなることもあります。

■食べる・休む・リラックス

だるい症状を改善するには、まず、栄養バランスのよい食事。食べ物からエネルギーと栄養を補給します。それと同時に、「やらなければならないこと」を一度忘れて、からだを休めること優先させましょう。

心身の緊張をとき、リラックスするには、アロマバスがおすすめです（→P.63）。

■漢方薬で疲労回復

心とからだの両面に不調が出ている場合、漢方薬も効果的です。更年期障害の治療によく用いられる「加味逍遥散（かみしょうようさん）」は、精神を安定させ、「だるくてやる気が出ない」ときにも効果が期待できます。エネルギー補給の漢方薬、「補中益気湯（ほちゅうえっきとう）」もおすすめ。通常の病院やクリニックでも漢方薬を処方するところは多いので、試したいときは相談してみるといいでしょう。

ギュッギュッと押してだるさ解消！

心とからだの疲れをとり、リラックスさせてくれる2つのツボです。親指の腹を使い、やや強めに刺激。「3～5秒押したらゆっくりはなす」をくり返します。

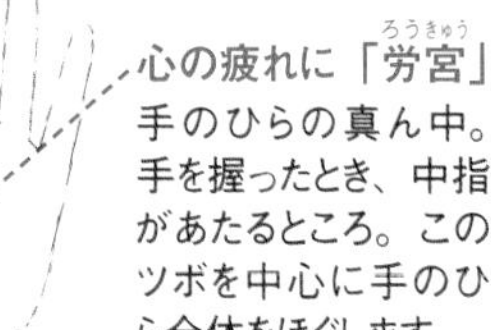

心の疲れに「労宮（ろうきゅう）」
手のひらの真ん中。手を握ったとき、中指があたるところ。このツボを中心に手のひら全体をほぐします。

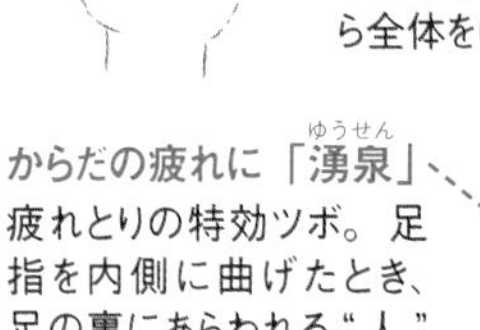

からだの疲れに「湧泉（ゆうせん）」
疲れとりの特効ツボ。足指を内側に曲げたとき、足の裏にあらわれる"人"の文字の中央あたりです。

go to hospital!
こんなときは**病院へ**

だるさ、疲れやすさに加え、記憶力の低下、声のかすれ、食事量が変わらないのに体重が増えたなどの不調は、「甲状腺機能低下症」が疑われます。また、のどが異常に渇く場合は、糖尿病の可能性も。いずれも検査でわかるので、早めに婦人科や内科の診察を受けてください。

めまい

めまいは、男性より女性に圧倒的に多い症状です。まず、めまいの原因を確かめることが大切。

ふわふわ、くらくらはプレ更年期の可能性

●どんな症状が出るの？

□足もとがふわふわする
□目の前が一瞬、暗くなってくらくらする
□まわりの景色がグルグル回る

めまいは原因によって症状のあらわれ方が少しずつ異なるので、どんなタイプのめまいか、自覚症状を確かめることも大切です。

●めまいの原因は？

プレ更年期のめまいは、女性ホルモン分泌の減少などから自律神経の働きが乱れ、脳の血流が悪くなることで起こります。疲れやストレスがきっかけになることもあります。多くは、「ふわふわ」か「くらくら」するタイプのめまいです。

立ちくらみもめまいの一種。貧血や低血圧などが主な原因です。

耳の病気が原因ということも多く、景色が回るように感じたり、耳鳴りをともなうこともあります。

■めまいがしたときの対処法

めまいは、前述のほか、脳の病気が原因で起こることもあるので、激しい頭痛、ろれつが回らない、手足のしびれなどの症状があったら、すぐに救急車を呼ぶ必要があります！

それ以外のめまいは、症状が落ち着くまでじっとしていることが基本です。無理に動くと、転んだり物にぶつかるなどしてけがをする危険があります。座ったり、何かに寄りかかったり、横になれるときは横になりましょう。

go to hospital!
こんなときは病院へ

突然、回転するようなめまいを起こし、耳鳴りをともなうようなら「メニエール病」や「突発性難聴」などの可能性があります。聴力に影響することもあるので、一週間以内に耳鼻科を受診してください。原因がよくわからないときは「めまい外来」で検査を受けるとよいでしょう。

プレ更年期のめまい対策には“良質な睡眠”を！

1日の疲れ・ストレスをとる良質な睡眠は、自律神経の最高の調整役と言えます。ポイントは、活動するときに働く「交感神経」から、休息するときに働く「副交感神経」に上手に切り替えること（→P.54）。まず、次の3つの実践を。

①食事は寝る2〜3時間前までに。
②ぬるめのお風呂に入る。
③ベッドに入ったらテレビやスマホを見ない。

食事のバランスアップで疲労回復

食事で心がけたいポイントは、血行をよくするビタミンEを積極的にとること。ビタミンB_1をあまりとっていない人は、しっかりとると、疲労回復に効果的です。貧血気味の人は鉄分を！　次の食品に豊富です。

ビタミンE　うなぎ　かぼちゃ　アーモンド
ビタミンB_1　豚肉　たらこ　玄米　大豆
鉄分　レバー　しじみ　あさり　いわし

目の疲れ・ドライアイ

目の使いすぎのほか、女性ホルモンの低下による目の乾きにも注意。目をいたわる習慣が大事です。

年齢とともに進む目の乾きに気をつけて

●どんな症状が出るの?

□ **目がしょぼしょぼする**
□ **目がかすむ**
□ **目が乾く・ごろごろする**

目の奥がズキンと痛む、目がかゆいといった症状が出ることも。視力の低下を伴うこともあります。

●目の疲れ、乾きの原因は?

目を使いすぎると、目の筋肉が疲れて「疲れ目」になり、頭痛などを引き起こすことも。目の乾燥が疲れ目の原因になることもあります。

「ドライアイ」は、涙の量の不足や性質の変化によって、目の表面をうるおす力が低下した状態です。

女性ホルモンの変化も疲れ目やドライアイに大きく影響します。目のレンズの役目をする水晶体にはコラーゲンが多く含まれますが、女性ホルモン・エストロゲンが減少すると、充分にコラーゲンをつくれなくなり、ピントが合いづらくなって目が疲れたり、かすんだりするのです。また、女性ホルモンの低下やストレスによっても涙の量が減り、目が疲れやすくなります。

■目の休め方

計画や要録の作成などの書き仕事で目を長時間使うときは、30分に1回は遠くを見たり、目をつぶるなどして目の筋肉の緊張をゆるめて。意識して多くまばたきするのも、涙が分泌されて目の乾燥や疲れの防止に役立ちます。

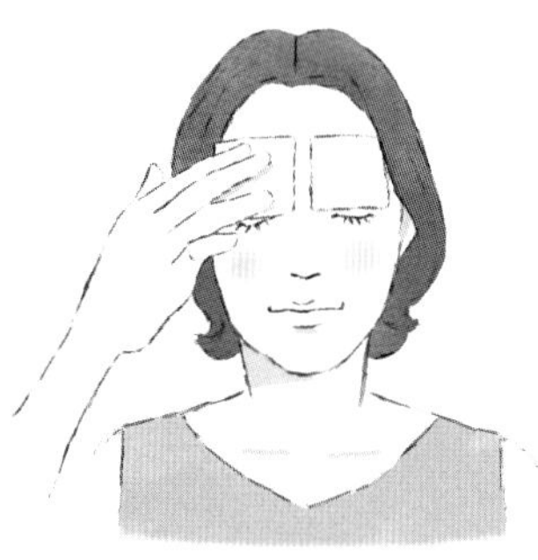

ハーブティーでアイパック!

手軽な疲れ目ケアは、カモミールのハーブティーを冷ましてコットンを浸し、まぶたに1～2分のせておくだけの"かんたんアイパック"。コットンを使わずティーバッグをそのままのせてもOKです。

go to hospital! こんなときは病院へ

休憩したり、一晩寝ても、目の疲れ・痛み・かすみ・充血などの症状がとれない場合は、単なる疲れ目ではなく「眼精疲労」というより重い症状です。そのほか加齢とともに増える目の病気も多いので、定期的な眼科での検査が大切です。

目にも栄養とときどきエクササイズを!

目にいい栄養素を含む食品には、色鮮やかなものが多いのが特徴。ブルーベリーの「アントシアニン」、ブロッコリーの「ルテイン」、ほうれん草の「ゼアキサンチン」といった色素成分には、抗酸化作用をはじめとする目によい様々な作用が期待できます。

目が疲れたときは、目を上下左右に大きく動かしたり、グルッと回したりすると、目の筋肉がほぐれ、目のまわりの血行もよくなります。

肌の乾燥

プレ更年期のころに肌の乾燥が気になり始めたら、エストロゲンの減少が原因かもしれません。

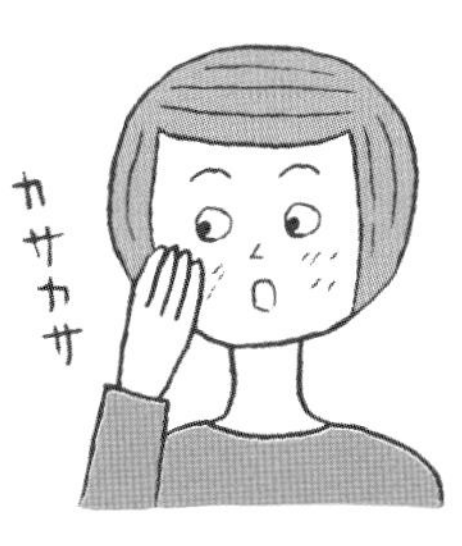

エストロゲンが減少すると、コラーゲンやヒアルロン酸が充分につくられなくなり、肌だけでなく、目や口の中も乾燥しやすくなります。

「化粧品が合わなくなる」のもサインの一つ

●どんな症状が出るの？

□肌がかさつく
□肌のあちこちがかゆい
□メイクののりが悪い

湿度が高い季節でも肌がかさかさしたり、同じ化粧品を使い続けているのに急に肌荒れを起こすことも。

●かさかさ肌・かゆみ肌の原因は？

肌の表面にある角質層は、毎日少しずつはがれ落ち、新しい細胞と入れ替わっています。この肌の新陳代謝を「ターンオーバー」と言います。

プレ更年期になると、卵巣機能が低下し始め、女性ホルモン・エストロゲンの分泌もゆるやかに減少します。エストロゲンの減少は心身に様々な影響を与えますが、ターンオーバーのサイクルが遅くなることもその一つ。また、肌のうるおいやハリを保つ成分であるコラーゲンやヒアルロン酸が体内でつくられにくくなり、肌のバリア機能も衰えて、少しの刺激でも傷つき、かさつきやかゆみが起こりやすくなります。

そのほか、血行が悪いと皮脂の分泌が少なくなるので、乾燥肌になりがちです。

■やさしく洗顔＋保湿剤でうるおす

洗顔するときはゴシゴシこすらずに、石けんや洗顔料を充分に泡立てて、やさしく洗ってください。入浴後は、コラーゲン、ヒアルロン酸、セラミドなどが配合された化粧水やローションなどの保湿剤で、顔とからだにうるおいを与えましょう。アロマオイルを使ったケアも効果的です（→P.70）。

go to hospital! こんなときは病院へ

乾燥する季節に、かゆみをともなう肌荒れがある場合、「皮脂欠乏性湿疹（しけつぼうせいしっしん）」や「アトピー性皮膚炎」の可能性があります。かきむしって悪化するケースもあるので、早めに皮膚科を受診してください。

“肌の材料”になる食べ物

食事で積極的にとりたいのは、肌細胞をつくるたんぱく質、コラーゲンや、その合成を助けるビタミンC、亜鉛、肌と粘膜の健康維持に不可欠なビタミンAなど。コラーゲンは繊維状のたんぱく質で、全身のたんぱく質の約30%を占めています。

●たんぱく質

肉・魚・卵・大豆・大豆製品などに豊富ですが、たんぱく質を構成するアミノ酸の種類が異なるので、多種類の食品からとることが大切です。

●ビタミンA

にんじん・ほうれん草などの緑黄色野菜にはβ-カロテンの形で、レバー、うなぎなどの動物性食品にはレチノールの形で多く含まれ、体内でビタミンAに変わります。

（美肌のための食事→P.74）

ドライマウス

日本人のドライマウスの患者数は推定約800万人。その多くが50歳以上の女性ですが、若い世代にも増えています。

唾液の分泌を促す生活習慣を心がけて

●どんな症状が出るの?

□口の中が乾く
□口の中が粘つく
□食べ物が飲み込みにくい

ドライマウスは「口腔乾燥症」とも言い、口の中が乾燥した状態のこと。口の中がピリピリ痛む・話しにくい・のどが渇く・舌の痛み・味覚障害・口臭などに悩まされることも。

●口の中が乾く原因は?

更年期になると、女性ホルモンの減少とともに、唾液の分泌量も減少し、口の中が乾きやすくなります。また、女性に限らず、ストレスや、加齢によって口のまわりの筋肉や歯が衰え、咀嚼回数が減ることも唾液の分泌を減らす原因になります。

そのほか、抗うつ薬などの薬の影響である場合や、口呼吸をしているために起こることも。口呼吸は、鼻炎などの鼻の病気や、睡眠中のいびき・歯ぎしりなどが主な原因です。

女性に多い自己免疫疾患の**シェーグレン症候群**や、**糖尿病**などでドライマウスになることもあります。

■唾液を増やして予防・改善を

①食事はよく噛んで食べる。
②禁煙してシュガーレスガムを噛む。
③よく眠ってストレスを解消。
④部屋を加湿して乾燥を防ぐ。
⑤歯科の定期検診を受ける。
⑥唾液の分泌を促す食品をとり、水やお茶でこまめに口をうるおす。

レモンなど酸っぱいものや、ガムを噛むのもOK。甘い飲みものは避け、水か殺菌作用もある緑茶で少しずつうるおしましょう。

go to hospital! こんなときは**病院へ**

ドライマウスかな? と思ったら、歯科や口腔外科で相談しましょう。口呼吸が原因である場合は、耳鼻咽喉科で治療することもあります。

〈 唾液の分泌を促す口ストレッチ 〉

耳の下やあごにある唾液腺を刺激して、唾液の分泌を促します。
①〜③を1分間ずつおこないましょう。

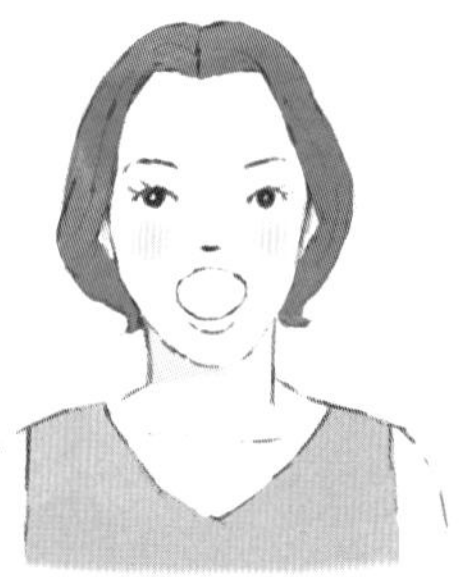

①口を大きく開けて、「あ・い・う・え・お」と言う。

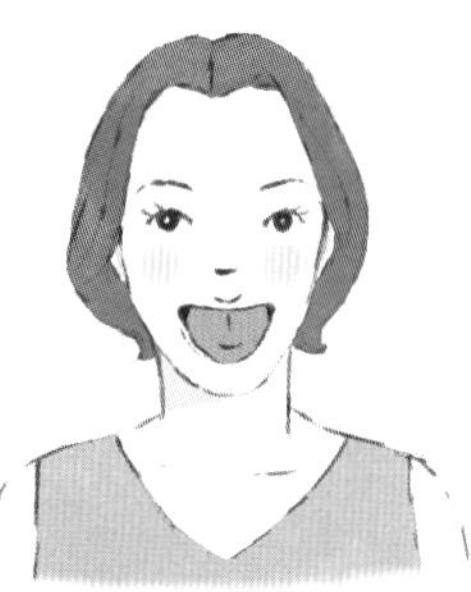

②舌を「前に突き出す・引っ込める・左右に動かす」をくり返す。

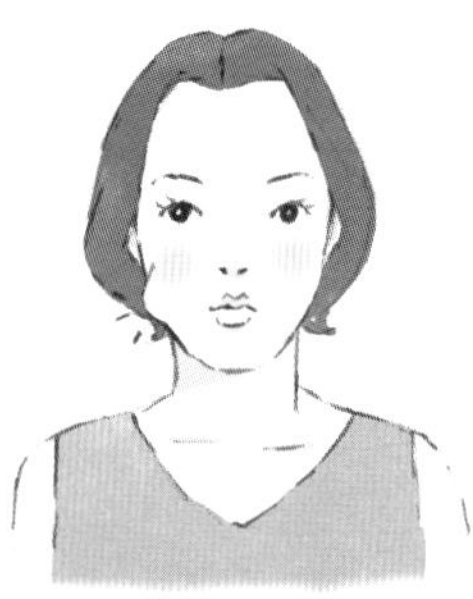

③口を閉じ、舌で上あご・下あご・左右のほおを押す。

尿トラブル

女性は40歳くらいから多くなる、尿もれなどの悩み。加齢によって「骨盤底筋」などが弱くなることが原因です。

一人で悩まずに早めに改善を！

●どんな症状が出るの？

- □ **くしゃみやせきで尿が出る**
- □ **突然がまんできない尿意が起こる**
- □ **頻繁に尿意を感じる**

進行すると、急に立ち上がったときや歩いているときに尿が出てしまうことも。トイレが近くなる「頻尿」や、就寝してからからトイレに起きる「夜間頻尿」もよくある症状です。

●尿もれ・頻尿の原因は？

おなかに力が入ったときなどに尿が出てしまう「腹圧性尿失禁」と、急にがまんできない尿意が起こる「切迫性尿失禁」、その両方を併せもつケースがあります。

腹圧性尿失禁は、骨盤の底の部分にある「骨盤底筋（こつばんていきん）」がゆるむことが原因。女性ホルモンの分泌の減少ともかかわりがあります。

切迫性尿失禁は、膀胱（ぼうこう）が勝手に収縮して尿が出てしまう「過活動膀胱」の一つ。脳と膀胱の間の伝達がうまく働いていない状態です。

■腹圧性尿失禁のケア

上の「骨盤底筋体操」をおこなうことで改善します。うまくできないときは、泌尿器科などで指導してもらうこともできます。

■切迫性尿失禁のケア

治療では、膀胱の緊張をやわらげる薬物療法や、尿意をがまんすることで膀胱にためる尿の量を増やす膀胱訓練などをおこないます。

日常生活では水分やカフェインをとりすぎないこと、肥満や便秘を解消すること、禁煙などが大切です。

〈 寝ながら鍛える！ 骨盤底筋（こつばんていきん）体操 〉

尿道をしめる役目の"骨盤底筋"を鍛えます。

肛門と膣をキュッとしめるイメージで力を入れるだけのかんたんな体操です。立ったままや、いすに腰かけておこなってもOK。保育の合間、起床時と夜寝る前におこなうなど、習慣としてとり入れることが続けるコツです。

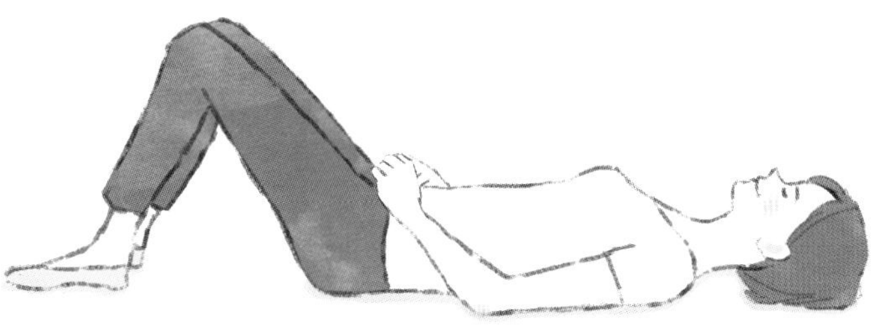

①あお向けに寝てひざを立て、足を肩幅に開く。
②おなかの上に手をのせて、おなかや足の力を抜く。
③肛門と膣をキュッと10秒間しめる。
④力を抜いて10秒間休む。

3〜10回 くり返す

＊1日5〜10セットおこないましょう。

go to hospital!! こんなときは病院へ

尿のトラブルは多くの女性が悩んでいます。女性泌尿器科などを気軽に受診してください。頻尿は、子宮筋腫や卵巣腫瘍が膀胱を圧迫して起こることもあるので、婦人科や泌尿器科で調べてもらいましょう。

髪のトラブル

プレ更年期くらいから増える、抜け毛や白髪などの悩み。食事や睡眠、ストレスを減らすことなどでケアすることが大切。

髪の老化に備えいたわりヘアケアを

●どんな症状が出るの？

□白髪が増えた
□髪を洗うとき抜け毛が目立つ
□髪のボリュームがなくなった

ツヤがなくなり、パサつくことも多くなります。

●髪の老化を進める原因は？

髪の老化は30～35歳で始まるとされています。老化を早める原因は、紫外線・ストレス・栄養不足・ホルモンバランスの乱れなど。

気がかりな症状がなくても、左のリストをチェックして、髪にダメージを与える原因をとり除いて。（ヘアケア→P.75・76）

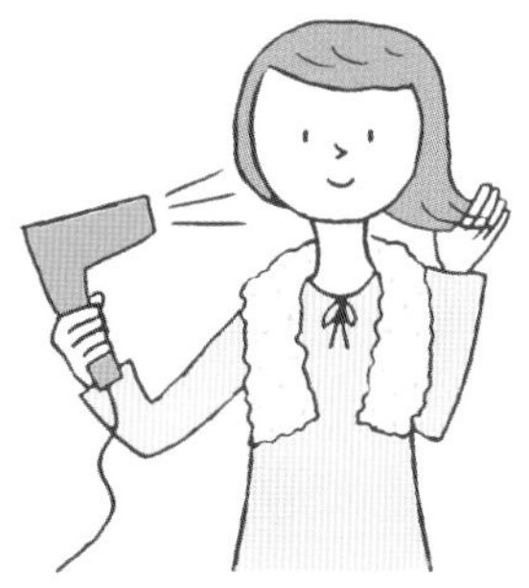

洗髪後は、大きめのタオルで髪をやさしくていねいにふき、頭からドライヤーを20cm以上はなして。

髪にダメージを与える原因チェック

1	プレ更年期からは、エストロゲンの減少	□
2	紫外線を浴びる	□
3	栄養不足	□
4	ストレス	□
5	血行が悪い	□
6	パーマ、カラーリング	□
7	ブラッシングのしすぎ	□
8	シャンプーやコンディショナーのすすぎ残し	□
9	洗髪後、髪を濡れたままにする	□
10	濡れた髪をタオルでゴシゴシふく	□
11	ドライヤーの熱風	□
12	エアコンなどによる乾燥	□

女性ホルモンを整えて、髪の先まで健やかに

プレ更年期以降の髪の悩みの多くは、女性ホルモンの分泌の低下で生じます。髪の老化をストップするのはむずしいことですが、そのスピードを遅らせることは可能。例えば、低用量ピルやホルモン補充療法（HRT）でホルモンバランスを整えると、心やからだと同様、髪にもよい効果があらわれます。プレ更年期からは小さな悩みも婦人科で相談することが、更年期に備えるためにも大切です。

go to hospital!

こんなときは病院へ

「抜け毛や白髪くらい」と思いがちですが、慢性的な胃腸障害や貧血症、膠原病、甲状腺機能亢進症など甲状腺の病気が隠れていることも。加齢によるしぜんな変化があらわれる時期は、病気の症状を見逃さない注意も必要です。気になるときは医師の診察を受けましょう。

ライフステージ別に大切な検診の受け方

女性特有の病気に備え、防ぐためには、20歳前後からの定期的な婦人科検診がカギ。
プレ更年期からは、女性ホルモンの変化にともなう病気に備える検診が重要です。

プレ更年期からの大切な検診

甲状腺の病気
甲状腺の病気は女性に多く、体質の遺伝がかかわっているほか、発症には女性ホルモンとの関係があると言われています。家族に甲状腺の病気になった人がいたり、月経不順などの不調がある場合は、プレ更年期くらいから年1回程度の検診を受けると安心です。

骨粗鬆症（こつそしょうしょう）
女性ホルモンのエストロゲンには骨密度を保つ働きがあり、骨の健康維持を助けていますが、エストロゲンが減少し始める更年期からは骨がもろくなっていきます。閉経後は年1回、骨粗鬆症の検査を受けることをおすすめします。

特定健診（メタボ健診）
40歳からは、いわゆる「メタボ健診」が実施されます。女性では、女性ホルモンの分泌が減少し始めるのがこのころ。女性ホルモンのエストロゲンには血液中のコレステロールや中性脂肪を抑える働きがあるため、減少すると、それまで異常のなかった人でも急にコレステロールや中性脂肪が増えて、脂質異常症になるリスクが高まったり、代謝が悪くなり、いわゆる「メタボ」=メタボリックシンドロームになることがあります。メタボ健診でからだの変化を確認しましょう。

20歳前後からの女性のための検診

子宮内膜症（しきゅうないまくしょう）
月経がある人の10人に1人がこの病気になると言われます。20歳前後から定期的に腹部または経腟（けいちつ）超音波検査を受ける習慣を。

子宮頸（けい）がん
20代から年1回の婦人科検診を受けることで早期発見が可能。ワクチン接種による予防もできます。

子宮体（たい）がん
子宮の奥にできるため、検査で確実に発見するのはむずかしいとされますが、経腟超音波検査で子宮内膜の厚さや形をチェックすることでリスクを減らせます。

卵巣がん
発生率が高いのは50 〜 70代。子宮頸がん検査を受ける際に、経腟超音波検査・卵巣がんの腫瘍（しゅよう）マーカーの血液検査を受けることが早期発見につながります。

乳がん
40 〜 50歳の発生率が高く、30代にも増加していますが、検診で早期発見が可能なうえ、セルフチェックができます。下の方法で月1回のセルフチェックを習慣にすることが大切です。専門医による検診は、40歳くらいまでは超音波検査、それ以降はマンモグラフィ検査を中心におこないます。

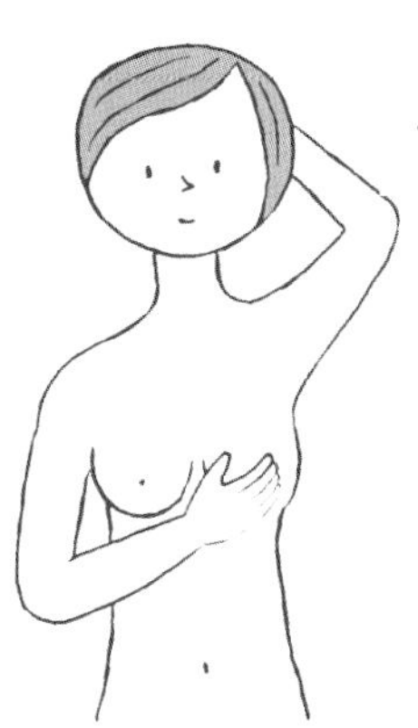

〈 乳がんのセルフチェック 〉

乳房がやわらかく、違和感を発見しやすい月経後1週間以内におこなうのがポイント。

①調べる側の腕をあげて、反対の手の指をそろえて円を描くように触れ、しこりや違和感がないかをチェック。

②鏡に映して、乳房に引きつれやゆがみ、くぼみがないかをチェック。

③乳頭を親指と人さし指でつまんで押し、分泌物が出ないかをチェック。

※①〜③のうち一つでも該当したときは婦人科を受診してください。

INDEX

用語索引

図表索引

アロマケア索引

は

ま

や

ら

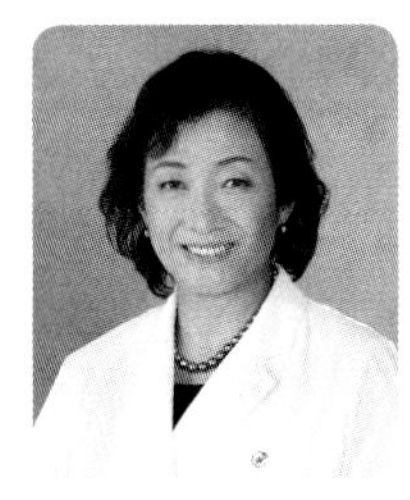

総監修

対馬ルリ子 つしま・るりこ

女性ライフクリニック銀座・新宿院長
産婦人科医師・医学博士

専門は周産期学、生殖免疫学、ウィミンズヘルス。女性の生涯にわたる健康のために様々な情報提供、啓発活動をおこなっている。また、2003年に女性の心とからだ、社会とのかかわりを総合的にとらえ、健康維持を助ける医療をすすめる会「女性医療ネットワーク」を設立、全国600名の女性医師・女性医療者と連携して活動している。著書・監修書に『女性ホルモンで世界一幸せになれる日本女性』（マガジンハウス）、『40歳からの女性ホルモンの高め方』（PHP研究所）、『キレイな〔からだ・心・肌〕女性ホルモン塾』（小学館、共著）や、「みんなの女性外来シリーズ」（小学館）など多数。

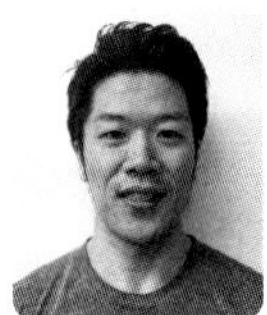

〈体操〉取材協力・監修

堀江 登志幸 ほりえ・としゆき

柔道整復師、NSCA認定パーソナルトレーナー。都内のスタジオやフィットネスジム等でパーソナルトレーナーとして活動。快適な身体づくりを目標に、高齢者からプロアスリートのパフォーマンスアップやモデルまで幅広く指導している。また、医療とトレーニングの両方の視点から、不定愁訴（病名のつかない身体の不快感）の改善、リハビリ後の復帰やパフォーマンス改善をおこなっている。

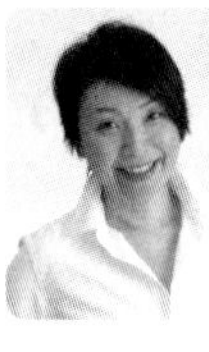

〈アロマケア〉取材協力・監修

斉藤 真奈美 さいとう・まなみ

ラ・マーナ主宰。CIDESCO認定エステティシャン、IFA認定アロマセラピスト、NPO法人更年期と加齢のヘルスケア認定メノポーズカウンセラー。2002年、二子玉川にエステティックとリラクゼーションのサロン「ラ・マーナ」をオープン。加齢やストレスによる不調のケア、特に40代前後からのホルモンバランスの乱れに悩む女性の健康サポートに力を入れ、カウンセリングおよび医療との連携に力を注いでいる。

ひろばブックス

キレイ・ゲンキのヒミツがわかる
からだメンテ大事典

2016年1月1日　初版発行©

監修者　対馬ルリ子
発行人　竹井 亮
発行・発売　株式会社メイト
〒114-0023
東京都北区滝野川7-46-1
明治滝野川ビル7・8F
電話 03-5974-1700（代）
製版　株式会社光進プロセス
印刷　長野印刷商工株式会社

STAFF

表紙イラスト　中島慶子
本文イラスト　中島慶子　嶋津まみ　すぎやまえみこ
デザイン　株式会社ダグハウス（門川純子）
執筆協力　湊 香奈子（カーブ）
編集協力　株式会社ダグハウス（川島晶子）
編集　小林佳美